AF314548

LES
RÉCRÉATIONS D'UN PRATICIEN

CHRONIQUES MÉDICALES

Extraites du *Petit Cantois*

PAR

Le Dr H. PAUTHIER

DE SENLIS

PARIS

SOCIÉTÉ D'ÉDITIONS SCIENTIFIQUES

Place de l'École de Médecine, 4, rue Antoine-Dubois

1897

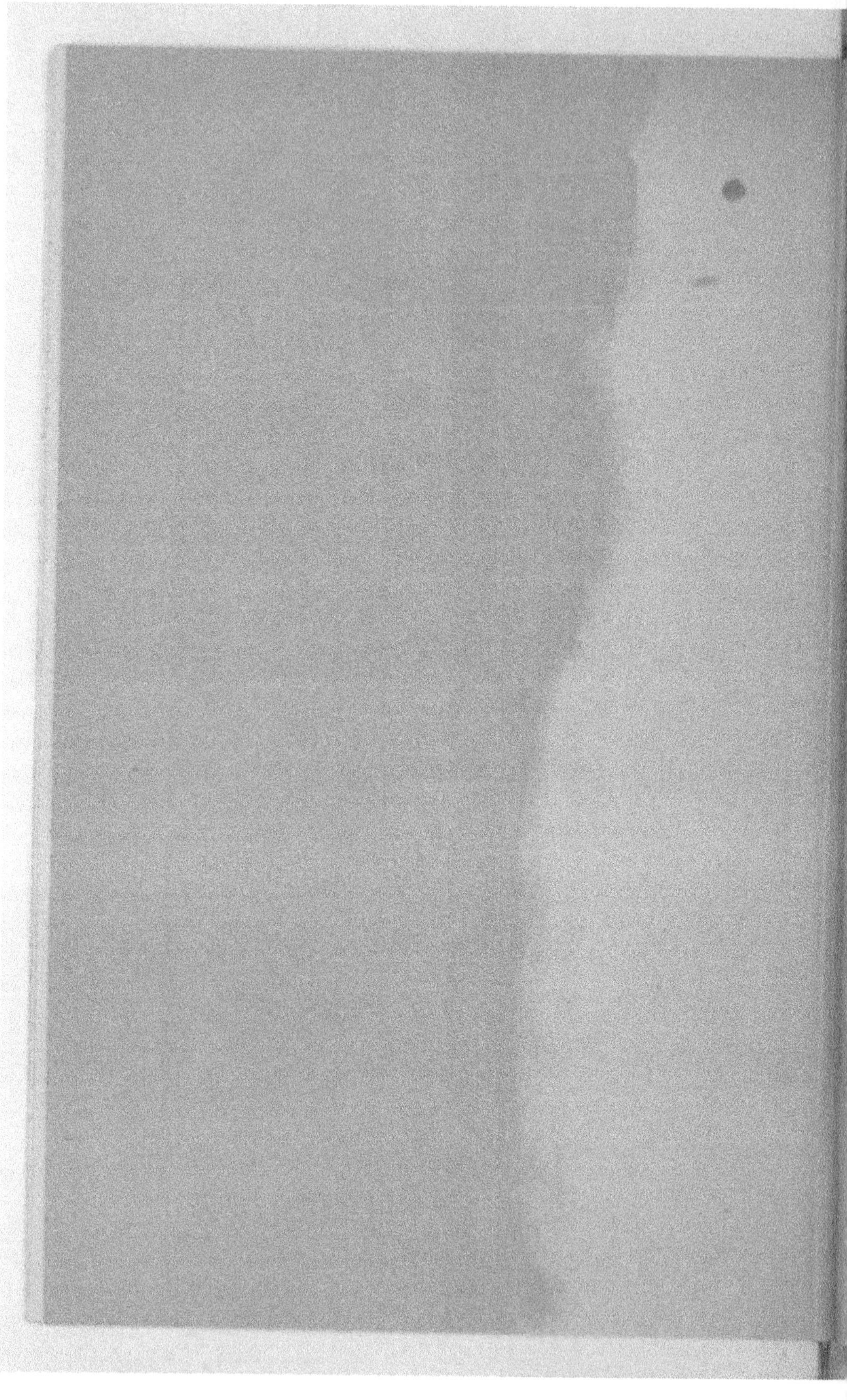

LES
RÉCRÉATIONS D'UN PRATICIEN

CHRONIQUES MÉDICALES

LES
RÉCRÉATIONS D'UN PRATICIEN

CHRONIQUES MÉDICALES

Extraites du *Petit Comtois*

PAR

Le Dr H. PAUTHIER

DE SENLIS

PARIS

SOCIÉTÉ D'ÉDITIONS SCIENTIFIQUES

Place de l'École de Médecine, 4, rue Antoine-Dubois

1897

AU LECTEUR

Quand la maladie, fuyant devant les chauds rayons du soleil de juin, laisse en paix nos cités et nos campagnes ; quand le travailleur, courbé sous le poids des longues et laborieuses journées de l'automne et de l'hiver, s'étend mollement sur le gazon verdoyant et cherche à reprendre haleine, le médecin, lui aussi, a bien le droit de s'arrêter quelques instants.

Si son corps n'est pas brisé par les fatigues incessantes et obligatoires d'un art qui devient métier en face de la lutte, de plus en plus âpre, pour la vie, son esprit est accablé par les préoccupations professionnelles et son cœur est soulevé par les mille petitesses de l'humaine nature, par les déboires journaliers et par l'ingratitude qui répond trop souvent à sa générosité hippocratique.

Le repos s'impose alors, mais ce n'est pas un repos dans l'anéantissement, dans la solitude. Il faut, si l'on ne peut chasser par le tintamare des réjouissances du dehors le noir qu'on a dans le cerveau, l'effacer par la distraction préférée.

Pour les uns, ce sont les exercices physiques : équitation, cyclisme, law-tennis, escrime, etc.; pour les autres, ce sont les arts d'agrément : peinture, sculpture, photographie; pour d'autres, c'est la littérature qui occupe le plus aisément l'intelligence et la repose.

C'est dans cette dernière catégorie que, sans avoir de prétentions littéraires, je me classerai, et c'est pour me délasser de mes tourments médicaux que j'écris toutes les fois que mes loisirs me le permettent.

Depuis plus de vingt-cinq ans j'ai noirci ainsi beaucoup de papier dans les journaux, mais ma prose a eu le sort de ces derniers, elle a été oubliée au jour le jour.

Aujourd'hui, le hasard veut que l'imprimeur du *Petit Comtois* ait conservé quelques-unes de mes chroniques médicales hebdomadaires, parues pendant ces vacances dernières, je les laisse éditer sans prétention aucune.

C'est certainement par complaisance que mes amis les jugent intéressantes et me parlent du plaisir qu'elles ont fait aux lecteurs du journal.

Peu m'importe, j'aime mieux croire que j'en ai ressenti moi-même la première et la plus délassante satisfaction, et pourtant je ne veux pas être égoïste : je souhaite de tout cœur que mes compatriotes, auxquels je dédie cette plaquette, en tirent quelque profit pour leur santé.

Dʳ H. PAUTHIER.

Senlis, le 20 décembre 1896.

I

AUX EAUX

L'hydrothérapie

On peut faire de l'hydrothérapie en
toute saison, et du reste les médecins
usent, pour leurs clients, de cette médication par l'eau sous toutes ses formes, aussi bien en janvier qu'en mai,
mais le vulgaire ne pense pas toujours
ainsi.

On croit généralement que l'eau, et
surtout l'eau froide, ne peut être profitable que pendant la saison chaude, et
c'est alors seulement qu'on s'en sert
à outrance, et encore cet usage n'est-il
pas complètement passé dans nos
mœurs.

En Angleterre, dans cette patrie de
toutes les excentricités comme aussi
des meilleures pratiques hygiéniques,
on emploie l'eau avec une prodigalité
extraordinaire.

Dès la plus tendre enfance, les bébés
sont baignés, douchés ; et, plus tard,
quand ils se livrent aux exercices des

sports, si nombreux chez eux, ils ne rentrent jamais à leur domicile sans se faire des ablutions froides dans le *tub* traditionnel. Cette excellente habitude n'est pas encore passée dans nos pratiques hygiéniques, du moins dans les campagnes, où celles-ci n'existent du reste pas ; mais dans les villes, grâce au service militaire obligatoire, aux sociétés de gymnastique qui, chaque jour, se développent de plus en plus, on commence à *se débarbouiller* davantage, et surtout à le faire d'une façon plus profitable à la santé. On sait que dans bien des gymnases, même de province, il existe des salles de douches où, après chaque séance, les sociétaires peuvent s'inonder le corps d'ablutions rafraîchissantes et réconfortantes. C'est là un acheminement vers un usage excellent, mais il y a encore bien à faire pour rendre populaire cette pratique sanitaire, et lorsque le médecin veut en user dans un but thérapeutique, il rencontre bien souvent de la résistance. Cependant, l'eau froide, car je ne veux parler que d'elle pour l'instant, est un remède puissant employé dès la plus haute antiquité.

Je ne voudrais pas ici ennuyer mes lecteurs en remontant, comme l'on dit vulgairement, au déluge ; mais, même à l'âge de pierre, l'eau froide est en honneur et nous la retrouvons encore au même rang dans la loi de Moïse. La purification par immersion, obligatoire alors, reviendrait fort à propos à l'heure actuelle et rendrait à ses coreligionnaires de bien grands services en les abritant contre l'envie et le mépris des antisémites irréductibles que nous possédons.

Plus tard, pendant les périodes grecque, fabulique, latine, jusqu'à Galien, l'hydrothérapie va de succès en succès; puis tombe dans l'oubli, sauf chez les Arabes, pendant tout le Moyen-âge et la Renaissance.

Au XVIIe siècle, avec le médecin anglais Floyen, elle reprend un nouvel essor qu'elle continue en Allemagne avec les Hahn, en Russie avec Samoïlowitz, et en France avec de la Martinière, Lavis, Poutier, Champeaux, Percy, Larrey au XVIIIe. Mais c'est avec Currie en Angleterre, Priessnitz dans les pays d'outre-Rhin et Fleury chez nous, qu'elle arrive à son apogée et à son but pratique et raisonné en 1852.

Je n'insisterai pas plus longuement sur un historique qui intéresse plus le corps médical que le public. Ce que je veux, c'est persuader à celui-ci que les ablutions froides sont excellentes et qu'elles ont, étant employées sous la direction de l'homme de l'art, une action efficace sur l'économie tout entière.

Non seulement, si le cœur est sain et la douche froide de courte durée, la circulation est activée avec régularité, mais les mouvements respiratoires sont plus nombreux, plus intenses, et, ce qui a été démontré par les expériences de Thermes, le nombre des globules sanguins est augmenté de même que leur valeur physiologique. En ce qui concerne le système nerveux, l'action n'est pas moins nette, mais alors, tout dépend du mode d'application qui peut produire ou des phénomènes d'excitation et de tonicité, ou des effets de sédation et d'apaisement. Mais, pour cela, il faut une direction, et c'est là le rôle du docteur ; aussi, ne saurait-on trop prendre ses conseils avant de se lancer dans un traitement que certaines brochures, dites de médecine populaire, et même des réclames-affiches, ont la malheureuse tendance de dicter comme infaillible.

En tout cas, d'après ce que j'ai dit précédemment, il est certain que, à moins de contre-indications signalées par le praticien et, en première ligne, les affections organiques du cœur ou des artères, l'hydrothérapie froide peut rendre des services considérables dans la chloro-anémie si fréquente à notre époque de surmenage, dans la neurasthénie, la maladie à la mode, dans l'hystérie et le nervosisme qui nous épuise, etc. Je n'ose pas prononcer le mot de tuberculose et conseiller en pareil cas l'eau froide qui semble pourtant faire actuellement tant d'enthousiastes ; je m'en méfie singulièrement, malgré l'auréole qui illumine la tête de l'abbé Kneipp et la conviction profonde avec laquelle il prêche sa méthode. Celle-ci a parfois du bon, maniée avec une prudence extrême, mais j'estime que le vulgaire doit s'en tenir à des pratiques moins exemptes de danger.

Du reste, bien peu de gens font de l'hydrothérapie médicale sans avis préalable et vont, en cas de besoin, suivre un traitement autrement que dans un établissement spécial.

Senlis, 12 juillet 1896.

Choix d'une station thermale

L'hydrothérapie, si en vogue depuis nombre d'années, ne suffit plus aux exigences de notre vie à la vapeur et à l'électricité. Chaque ville possède, maintenant, un établissement plus ou moins bien approprié ou fréquenté ; on s'en est lassé ; on y fait toujours la même chose, on y rencontre toujours les mêmes figures, il faut trouver mieux et s'éloigner du centre où l'on évolue toute une année. Pour certains, cette façon de dire et de faire peut paraître singulière, et pourtant elle est juste. On ne vit plus maintenant comme il y a soixante-dix ans ; avec le progrès industriel et commercial, des fortunes colossales sont nées et, avec elles, l'envie, l'ambition ont envahi les individus, et ceux-ci s'usent le corps en luttant pour une vie matérielle meilleure. Voilà une source féconde de maladies qui a pris naissance et qui a de suite éveillé l'attention des médecins. Ceux-ci ont pensé que leurs clients, après avoir vidé les officines pharmaceutiques durant la période aiguë de leur mal, avaient besoin, pendant leur convalescence, de moyens moins ennuyeux, enguirlandés de joies mondaines, et ils ont eu recours aux diverses eaux minérales. L'invention n'est pas nouvelle, mais elle jouit en ce moment d'une prospérité surprenante.

Jadis, les princes du sang, les gens des maisons royales allaient aux eaux pour purger leur sang vicié par la débauche, et on n'y voyait qu'eux.

Aujourd'hui, tout bourgeois un peu aisé fait sa petite saison ; va respirer les effluves salées de l'Océan ou de la Manche.

Je ne vois à cela aucun inconvénient, mais je trouve qu'il existe, sur ce point, une injustice sociale absolument flagrante.

A notre époque, où la philanthropie est tant à l'ordre du jour, et je l'admire quand elle ne vise pas à la réclame, pourquoi ne ferait-on pas davantage pour la catégorie des malades de condition inférieure, et même des gens qui sacrifient leur existence pour celle de leurs semblables.

Je n'ignore pas que, depuis vingt ans, l'attention de nos gouvernants s'est portée surtout sur l'enfance malade et que des établissements nombreux ont été créés pour elle ; que des sanatoria de bienfaisance s'érigent partout ; que la ville de Paris envoie chaque année dans différentes stations thermales les enfants les plus malingres de ses écoles ; mais cela est-il suffisant ?

Pour l'instant, il faut être ou riche, ou dans l'aisance médiocre, ou tout à fait pauvre pour jouir d'une cure thermale.

Il y aura toujours des inégalités sociales, mais devant la maladie, elles n'existent ni moralement ni théoriquement; on devrait donc les diminuer, autant que possible, dans la pratique.

Un des moyens serait de faciliter l'abord des stations thermales à ceux qui rendent de réels services à la société.

L'Etat fait pour l'armée ce qu'il doit faire sur ce point et ce n'est que justice; mais, pourquoi n'agirait-il pas de même en ce qui concerne, par exemple, les instituteurs. Dans quelques établissements, ceux-ci sont certainement traités avec bienveillance, des concessions leur sont accordées ; mais ce n'est pas une règle générale. A ce point de vue, ils se trouvent dans un état d'infériorité comparativement au clergé. Mais, passons, ne mélangeons pas les couleurs, restons dans notre sujet purement médical.

L'Etat, dira-t-on, n'est pas propriétaire de toutes les eaux. C'est vrai; mais, à certains moments, il peut imposer ses conditions aux sociétés et se réserver des droits. Ce point de la question est fort délicat et peut être plutôt du domaine du droit, aussi je n'y insisterai pas plus longtemps. Cependant, je crois devoir dire que certains auteurs ont attribué aux eaux minérales françaises une telle importance, au point de vue de la richesse nationale, qu'ils les ont jugées dignes de toutes les faveurs gouvernementales. Je ne discute pas leur opinion, mais j'estime que certaines compagnies fermières doivent bien, en échange, quelques bonnes grâces aux fonctionnaires de l'Etat, même des plus modestes.

Ceci posé, j'en reviens au malade, qui, atteint d'une affection quelconque, doit, sur l'avis d'un médecin, aller aux eaux.

Le premier conseil que je lui donne, c'est d'abord de bien se convaincre que nous avons en France toute la richesse hydro-minérale nécessaire pour opérer n'importe quelle cure.

Il n'y a aucun doute à cet égard dans le corps médical ; il faudrait donc être naïf pour aller porter son argent à l'étranger.

Cette vérité étant reconnue incontestablement, reste à déterminer la station où ira le malade.

Ce n'est là pas chose facile et, malgré un grand savoir, tout médecin consciencieux doit non seulement réfléchir, mais consulter ses auteurs, et même des confrères spéciaux, avant de faire partir son client ou sa cliente pour une station thermale.

La cliente, quand elle est coquette, élégante, mondaine, grande liseuse des journaux à la mode, étudie à l'avance sa maladie, et, un beau jour, vient vous dire d'un air délibéré : « Docteur, envoyez-moi à Vichy, ou à Aix, il paraît qu'on s'y amuse, que la vie est gaie, etc., etc., puis Mme une telle s'y trouvera,

M. un tel doit s'y rendre bientôt, » et le petit discours insinuant continue.... De la maladie, il n'en est pas question, et c'est ici que se dresse l'écueil au point de vue de la pratique médicale et de la santé de l'intéressée. Si vous ne dites pas comme elle, vous êtes à ses yeux un ignorant, et inévitablement vous la perdez comme cliente. Eh bien, j'estime que, en pareil cas, il n'y a pas à hésiter un instant, il faut suivre la voie dictée par la conscience et la science, ne pas transiger et envoyer la malade où elle doit trouver peut-être un ciel un peu sombre, mais une santé prochaine.

Le choix d'une station doit scrupuleusement concorder avec l'affection à soigner et, malheureusement, il y a encore bien des erreurs commises et bien des abus à réprimer.

Il ne faut aller aux eaux suivre un traitement qu'après s'être entouré de tous les renseignements désirables et sérieux sur ses effets et avec l'idée bien arrêtée qu'on ne fait pas un voyage d'agrément, mais de santé, et qu'à l'arrivée on devra se conformer point par point à l'ordonnance du médecin consultant, dont le choix a, lui aussi, une importance très grande.

Senlis, 19 juillet 1896.

Choix d'un médecin

Avant de partir pour une station thermale, toutes les précautions doivent être prises pour tomber dans un endroit convenable et entre les mains d'un médecin sérieux et vraiment digne de ce nom.

Je sais tous les froissements d'amour-propre que peut éprouver un praticien qui adresse un malade à une station et qui le voit revenir à lui par retour du courrier ; mais il faut souvent faire acte d'abnégation et donner le pas à la santé des autres sur son propre intérêt de praticien.

Or, j'estime qu'un médecin consultant fait son devoir, après y avoir mis des formes, en renvoyant, ou dans ses foyers ou ailleurs, un malade qui ne se trouve pas dans les conditions de suivre le régime qui lui sera imposé dans l'établissement primitif où il a été envoyé.

Le médecin traitant n'est certainement pas coupable, il a cru bien faire et pourtant on lui jettera la pierre, surtout si malheur arrive. On ne peut pourtant tout savoir et le domaine médico-chirurgical est si vaste qu'il est impossible d'y ajouter la thérapeutique hydriatique. Mais, peu importe au public, il paie, en rechignant la plupart du temps, il veut cependant être servi tout à sa guise. Le meilleur moyen pour éviter des ennuis réciproques, est de se renseigner, et encore la chose est difficile, j'en sais quelque chose.

Pendant les premières années de ma carrière médicale, au temps où florissait encore la monarchique ou plutôt impériale inspection des eaux, je consultais mon annuaire et j'adressais mes malades à M. l'Inspecteur. J'ai souvent été satisfait, tout en ayant eu parfois quelques petites observations ; mais en ce qui concerne ma propre santé, l'expérience a été désastreuse.

Depuis dix-sept années, j'avais pour correspondant, dans une des grandes stations thermales, M. l'Inspecteur ; un jour je fais le voyage pour prendre ses conseils, prêt à les suivre pour rétablir ma santé délabrée par le cyclisme, et je trouve, qui, un homme grincheux et souffreteux. C'est à son état débile qu'il devait sans doute ses humeurs noires ; mais j'ai plaint trop tard mes pauvres clients qui l'avaient subi et je me suis mis, pour mon compte, à la recherche d'un conseiller plus sympathique.

Je n'avais que l'embarras du choix : quinze ou vingt médecins se disputaient dans la même ville une clientèle volante, riche et fournie ; je pris, avec leur liste officielle, quelques notions sur leurs antécédents.

Les uns arrivaient tout frais sortis des écoles ; un autre, le plus couru de tous, connaissait tous les médecins français et étrangers, fréquentait leurs services hospitaliers autant que les coulisses des théâtres dont les actrices les plus selectes lui servaient d'état-major.

J'avoue que c'était bien tentant de rencontrer chez lui des personnes suaves ; cependant, je méprisai cet attrait et m'arrêtai à un brave confrère qui, avant de s'être bombardé médecin d'eaux, avait appris son métier en soignant de vrais malades et non pas en allant passer une revue intéressée de ceux des médecins des hôpitaux de Paris.

Je n'ai jamais eu à me repentir de mon choix, pas plus que les clients que j'ai confiés à ce confrère, et j'ai tiré de là un enseignement dont je tiens à faire profiter tous ceux qui souffrent et qui fréquentent nos stations thermales.

Il faut maintenant plus que jamais se méfier des charlatans, des beaux parleurs, aussi bien en médecine que dans toute autre branche d'art ou de métier ; ce qu'il faut chercher, ce n'est pas le verbiage, la microscopie ultra-microbienne, mais une expérience médicale consommée.

Tout individu qui se rend à une station thermale pour se soigner, est porteur de lésions, souvent améliorées, il est vrai, mais pouvant se raviver sous l'influence d'un voyage long et fatigant ;

il est donc exposé à des accidents mor-
bides aigus. Il ne suffira plus alors de
prescrire, à l'heure et à la minute, un
verre ou un demi-verre d'eau, il faudra
conjurer le mal par des moyens qui, la
plupart du temps, n'ont rien de commun avec l'hydrologie ; c'est alors que
le praticien pourra remplir son véritable
rôle : mais celui-ci, il est obligatoire de
le savoir. Or, pour cela, il faut l'avoir
appris, et je pense que ce n'est pas au
sortir de l'école de médecine qu'on peut
le posséder suffisamment, et que ce
n'est pas en faisant des visites de réclame qu'il est possible de l'approfon-
dir. Je pense donc, dussé-je m'attirer
les malédictions de quelques-uns de mes
confrères hydrophiles, que, une station
balnéaire étant choisie, le point capital
est de confier sa santé à un homme,
qui non seulement puisse diriger votre
traitement hydro-minéral, mais vous
soigner comme le ferait avec expérience un simple officier de santé de la
campagne. Que les intéressés méditent
mon idée : qu'ils n'y recherchent aucun
parti-pris, aucun fiel, et je suis convaincu qu'ils me donneront raison.

Nous ne sommes plus au temps du
grand Roy, au temps où Mme de Sévigné
allant à Vichy prenait, comme ses
amies du reste, un médecin pour lui
faire la lecture derrière un rideau ; nous
vivons dans un siècle pratique. Il n'est
pas nécessaire, comme alors à un médecin, d'être beau, galant ; il peut, tant

qu'il le veut, avoir de l'esprit, mais ce qu'on lui demande surtout, c'est de guérir, et, en échange, ce qu'il devrait bien exiger, tant modeste soit-il, à notre époque de juiverie, c'est de se faire rémunérer par les riches avec la même largesse qu'ils mettent eux-mêmes à jouir de la vie avec succulence.

Vichy, 26 juillet 1896.

Le Mont-Dore en 1896

Dans l'antiquité, lorsque des malades se rendaient aux temples d'Esculape pour demander leur guérison, ils n'oubliaient jamais, si le hasard la leur donnait, de venir remercier le dieu sauveur et de lui apporter, comme présent, l'image sculptée de la partie de leur corps remise en état.

C'est ainsi que l'on peut voir, dans différents musées d'archéologie, des pièces anatomiques taillées dans la pierre et représentant des tumeurs du sein, des hernies, des ulcères de la face, etc., etc.

Comme on le pense, notre religion, qui n'est en somme qu'une imitation des autres, n'a pas perdu cet antique usage.

Je n'ai donc pas été surpris, l'autre jour, en allant visiter la vieille église romane d'Orcival, de voir, accrochés aux murailles grises de vétusté et de poussière, des moulages en cire, fort bien peints du reste, représentant des bras et des jambes.

De bons chrétiens avaient voulu, eux aussi, témoigner leur reconnaissance à la Madone, lui attribuant la conservation d'un de leurs membres.

En cela, ils ont eu raison et les clients

feraient bien parfois d'être aussi convenables envers leurs médecins ; mais, sans prétendre les convertir, je veux au moins donner le bon exemple.

Je suis, en ce moment, en Auvergne, à l'ombre du pic du Sancy ; je fais, au Mont-Dore, un véritable pèlerinage laïque.

C'est aux eaux de cette station que je dédie ma chronique d'aujourd'hui.

Je ne veux pas être un ingrat et je pense qu'un *ex-voto* sous cette forme devra donner le branle à tous les médecins poussifs qui ont obtenu comme moi leur guérison ici. Je sais bien qu'ils ne sont pas tous en situation de pouvoir communiquer au public leur impression, mais ils peuvent tout au moins la répandre dans leur clientèle et lui rendre ainsi un vrai service.

Mon intention n'est pas ici de faire l'histoire des eaux du Mont-Dore ; je veux simplement esquisser mes idées à leur sujet et donner ma note personnelle.

Avant cela pourtant, je dois dire que ces eaux, utilisées déjà par les Gaulois, par les Romains, sortent des rochers à une température qui varie entre 40° et 47° ; qu'elles sont dites bicarbonatées sodiques, mixtes arsénicales et que leur débit total en vingt-quatre heures est de près d'un million de litres.

Si je m'en rapportais aux nombreuses brochures publiées sur cette station, je devrais annoncer que la fameuse fontaine de Jouvence, que la piscine de Lourdes ne sont rien auprès d'elle et qu'on y trouve un remède à tous les maux.

Il n'en est malheureusement pas ainsi, et sans méconnaître l'action des eaux montdoriennes sur les rhumatismes, la sciatique, le diabète, la chloroanémie, j'estime qu'il faut la limiter aux affections des voies respiratoires. C'est déjà bien beau, on doit savoir s'en contenter.

Or, à ce point de vue, cette action est absolument efficace et donne de bons résultats à tous les âges.

On a cru longtemps que les enfants ne devaient pas être amenés à ces eaux; c'est là une erreur qui doit être dissipée et qui l'a été du reste déjà par les médecins les plus distingués de Paris, qui proclament hautement dans leurs cliniques que le Mont-Dore est une station d'enfants et qu'il rend de précieux services dans les amygdalites, les pharyngites, les bronchites, etc.

Ce point étant élucidé, il en reste un autre sur lequel je veux faire aussi une lumière bienfaisante, et il est d'autant plus important que tous les savants, tous les hygiénistes s'en occupent actuellement; je veux parler de la tuberculose.

Il est bien des médecins, qui s'inspirant des théories physiologiques admises, se refusent à envoyer au Mont-Dore des phtisiques sujets aux crachements de sang, aux hémorrhagies pulmonaires. Or, de l'aveu des praticiens de cette station, les accidents de ce genre sont très rares. Jusqu'ici le pourquoi n'a pas encore été trouvé, chacun a dit son mot ; contentons-nous du résultat de l'expérience, puisqu'il est bon.

Non seulement, les eaux du Mont-Dore, bien administrées, ne produisent pas d'accidents chez les tuberculeux, mais encore elles rendent d'immenses services. Elles peuvent prévenir l'affection d'abord et la guérir souvent à ses débuts ; mais, alors, il faut un séjour prolongé, pendant lequel l'altitude de 1.050 mètres joue un rôle indéniable.

J'arrive maintenant à l'indication principale des eaux en question, à l'asthme sous toutes ses formes. C'est ici le triomphe du Mont-Dore, et tout le monde médical est unanime à le proclamer.

Qu'on ait affaire à un asthme sec ou humide, avec catarrhe ou emphysème ou même à l'*hay fever* des Anglais, on obtient d'excellents effets.

A propos de cette affection, appelée au delà de la Manche *hay fever* et chez nous *asthme des foins*, qu'il me soit permis de citer une observation personnelle. Je sais bien qu'elle peut paraître superflue après le travail (1) si complet du médecin distingué dont j'ai eu les soins éclairés avant de jouir de son amitié, mais elle peut être utile ; je la donne donc.

D'après les auteurs, certains arthritiques sont pris de véritables crises de suffocation en sentant du foin fraîchement coupé. On a prétendu que ces effets étaient produits par des poussières émanant de l'herbe, par du pollen, etc. : or, une odeur seule suffit.

Il y a quelques années, j'avais choisi chez mon coiffeur, à l'usage de ma chevelure, certain flacon portant l'étiquette de *Foin coupé.* Chaque fois qu'une friction m'était faite avec ce liquide délicieusement odorant, j'étais pris d'étouffements, d'accès d'asthme. Je restai quelque temps sans découvrir la cause de mes malaises, quand un beau matin, songeant à l'*hay fever*, je supprimai mon *foin coupé* et en même temps mes gênes respiratoires. Avis aux poussifs qui veulent avoir la coquetterie de sentir bon.

Cette digression me conduit peut-être un peu loin, mais je dois encore ajouter que non seulement l'eau du Mont-Dore a une action curative dans les diverses formes de bronchites, mais une action préventive. Elle jouit de la propriété, après une saison bien faite, de conjurer

(1) L'*Asthme des foins*, par le docteur Emond. O. Doin, éditeur, Paris.

les rhumes pendant l'hiver qui suit.
C'est là une bien précieuse qualité qui
ne saurait être trop appréciée des gens
des pays froids. Je crois, du reste,
qu'elle l'est déjà, car, chaque année, je
rencontre en grand nombre des habitants des départements du nord de la
France et même des franc-comtois qui,
j'en suis sûr, ne me démentiront pas.

Pour être complet, il me resterait
encore à expliquer les actions physiologiques et thérapeutiques de ces eaux.

On est d'accord pour dire que, prises
en boisson, l'arsenic en est le principe actif, que, données en douches,
en bains, elles sont révulsives d'a-
bord, puis sédatives, soit d'une façon
générale, soit localement. A tous ces
facteurs, il faut en ajouter un très
important : l'altitude du lieu.

Voilà où en est la question, et, à mon
sens, elle n'est pas résolue.

N'en déplaise à tous les chimistes qui
ont fait l'analyse des nombreuses
sources du Mont-Dore, il y a encore
quelque chose à trouver. Quel est l'état
électrique de l'eau dans le griffon, à sa
sortie du griffon ; quelles sont les dé-
compositions chimiques qui se produisent à l'air ; quelles sont celles qui
se forment dans l'économie ? Voilà
encore un bien vaste champ à livrer
aux investigations des savants.

Malgré ces desiderata, l'eau du Mont-
Dore est, en ce qui concerne les affections spéciales qui doivent seules y

être traitées, une eau incomparable et unique en son genre et dont l'hydrologie française doit être jalouse et fière.

Quant à l'établissement thermal en lui-même, il est certainement le plus beau de notre pays et il peut soutenir la comparaison avec n'importe lequel de l'Europe, en ce qui concerne l'élégance et le confortable. En ce qui touche à l'installation des services, il y a du bon, même du très bon, mais la critique serait malheureusement aisée, à notre époque de microbiolâtrie.

Que dirai-je maintenant du pays lui-même ? Il est certainement charmant, très pittoresque, mais la ville du Mont-Dore n'a pas la situation qu'elle devrait tenir. Il y a bien de beaux hôtels, de charmantes auberges, d'élégantes villas, mais toutes ces bâtisses sont en retard au point de vue de l'hygiène et on se croirait encore volontiers il y a cinquante ans. Depuis bien des années, on promet le chemin de fer, et voilà seulement qu'il est mis en construction. Cependant, que de voyageurs, que de malades afflueraient jusque-là, s'ils savaient y arriver promptement et sûrement.

Mais il ne faut jamais désespérer en ce siècle de progrès : un jour prochain luira, où chacun, comprenant son intérêt, y unira dans une commune entente ses efforts et ses capitaux.

L'heure de la transformation aura sonné alors pour le Mont-Dore, où je

n'irai plus rechercher la santé que j'y
ai presque recouvrée, mais le repos, le
confort et les distractions que mérite
tout praticien après une année de fatigues.

Au Mont-Dore, 2 août 1896.

Les médecins exotiques aux Eaux

Dans ma chronique médicale du 26 juillet, j'ai cherché à démontrer de quelle importance était le choix d'un médecin, en arrivant dans une station thermale, et j'ai cité à l'appui quelques exemples.

Si je n'avais pas l'intention de traiter d'une façon sérieuse un sujet qui me semble fort utile, je me contenterais des conseils que j'ai déjà donnés, mais je veux m'y arrêter encore.

Je crois n'avoir pas assez dépeint en noir le revers de la médaille ; il reste un point sur lequel je veux insister et cela dans l'intérêt du corps médical français.

Il y a déjà longtemps que la guerre a été déclarée aux médecins étrangers qui nous envahissent partout, à Paris comme en province, mais on avait peu songé aux villes d'eaux et aux stations hivernales.

Là, comme ailleurs, on rencontre des praticiens exotiques et on dirait que, du jour où nous sommes restés en France, heureux et fiers de nos richesses hydro-minérales, les confrères du dehors nous inondent davantage. On en rencontre, en effet, partout.

Les uns viennent d'Allemagne, les

autres d'Angleterre, d'Amérique, etc.
mais ce qu'il y a de certain, c'est qu'ils
constituent une plaie pour les docteurs
français, auxquels ils font concurrence,
par la bizarrerie de leur jargon, par
leur luxe de mauvais goût, mais non
par le savoir et l'expérience. Ceux qui
sont installés y resteront, mais l'inva-
sion va prendre fin, espérons-le du
moins.

Il vient de se trouver chez nous un
ministre de l'instruction publique assez
clairvoyant pour ne pas faire la sourde
oreille, en présence des réclamations
des médecins, ses compatriotes, et pour
prescrire des mesures salutaires.

Pour être complet, je dois ajouter
qu'il y a eu interpellation à la tribune
de la part de M. Georges Berry ; mais
enfin, M. Rambaud s'est exécuté et
vient d'adresser aux recteurs une circulaire qui mettra un peu de baume
dans le cœur de nos confrères.

Désormais, un étranger recevra son
diplôme de docteur, soit pour retourner
exercer dans son pays, soit pour
rester dans nos frontières. Dans ce
dernier cas, il devra justifier des mêmes
parchemins universitaires que l'étudiant français.

Voilà une injustice flagrante déjà
réparée, car personne n'ignore avec
quelle désinvolture on affublait de la
toge doctorale des roumains, des juifs
allemands expulsés de Russie et bien
d'autres encore ; aussi, devons-nous

féliciter l'auteur de la circulaire ; il ne reste plus maintenant qu'à l'appliquer, c'est ce que j'attends.

Mais, comme en ce monde il faut souvent vivre d'espérances, j'ai celle de voir, d'ici quelques années, nos villes d'eaux, non pas débarrassées complètement des médecins étrangers, mais au moins préservées d'en voir venir de nouveaux.

Ceci posé, je conseille aux malades de réserver leur confiance aux médecins français, mais de faire en sorte d'avoir, comme l'on dit vulgairement, la main heureuse.

Et, en somme, la chose n'est point si difficile ; mais encore fallait-il être prévenu d'avance, c'est ce que j'ai cru devoir faire.

En cela, je n'ai pas eu tous les torts, car des médecins fort avisés avaient déjà compris la situation et avaient essayé de l'expliquer. C'est ainsi que récemment j'avais entre les mains une petite brochure due à la plume féconde et élégante d'un médecin très en vogue dans la station la plus connue de France. Eh bien ! cet excellent ami, car je puis le qualifier ainsi, confessait qu'un certain discrédit avait été jeté sur les médecins d'eaux, mais que, depuis quelques années déjà, ils comptaient dans leurs rangs des professeurs, des agrégés, des chefs de cliniques. Le fait est parfaitement vrai, et je dois même ajouter qu'il n'est pas nécessaire d'avoir ces titres pour être sérieux et que je connais quelques praticiens absolument érudits, expérimentés et vraiment remarquables dans nos grandes cités thermales. Car, que mes lecteurs en soient bien convaincus, je n'ai jusqu'ici voulu m'occuper que de ces dernières, et non pas des établissements secondaires comme nous en possédons en Franche-Comté.

Dans nos stations hydro-minérales, qui sont en somme en nombre respectable, la médecine est pratiquée d'une façon spéciale.

C'est généralement un seul médecin qui dirige la maison et soigne les malades. Il détient son poste depuis longtemps, il a pour lui l'expérience acquise.

En un autre endroit, ce sont deux ou trois médecins habitant de tout temps la localité qui font suivre le traitement aux étrangers. Il n'en vient aucun de Paris ou d'ailleurs.

Ou bien encore, ce qui se passe à la Mouillère-Besançon : tous les praticiens de la ville sont au service des baigneurs et contribuent, par leurs travaux en commun et par leur bonne entente, à la prospérité de la station comme aussi à la santé de leurs clients.

Ce n'est pas contre les médecins hydrophiles de ces différents genres que j'ai voulu mettre en garde le client, mais contre ceux qui pourraient penser qu'il suffit de se fixer auprès d'une source thermale pour être aussitôt baptisés les dispensateurs toujours judicieux de ses vertus. Ces derniers, il faut les éviter, comme aussi on devra, à moins de circonstances spéciales, mettre de côté, tout au moins par patriotisme, l'homme de l'art exotique.

En se conformant à ces deux préceptes :

1° Choisir une station thermale bien appropriée à la maladie à soigner ;

2° S'adresser à un médecin qui connaisse à fond ses eaux et soit en même temps clinicien, je suis convaincu qu'un traitement thermal rendra toujours les plus grands services.

Château du Viseney, 9 août 1896.

II

EN CHASSE

Piqûres d'insectes et morsures de vipères

(Conseils pratiques)

J'ai trop aimé la chasse et trop parcouru, la joie au cœur, nos monts franccomtois pour oublier, à la veille de l'ouverture, mes disciples en saint Hubert.

L'an dernier déjà, si j'ai bonne mémoire, c'est à eux que j'avais, à cette époque, dédié ma chronique, mais j'avais traité alors de l'alimentation par le gibier.

Aujourd'hui, je veux continuer, bien entendu, mon rôle de médecin et d'hygiéniste ; mais ce ne sont pas toutefois des conseils presque culinaires que je donnerai, mais des avis salutaires sur les accidents qui peuvent arriver à tout chasseur.

Quand on part à la chasse, c'est un peu comme à la guerre, on ne sait jamais si l'on rentrera au logis sain et sauf. Le danger ne vient pas des animaux inoffensifs que l'on va poursuivre et fusiller après, mais des insectes voltigeant dans l'atmosphère, des reptiles cachés dans nos terrains rocailleux, et aussi parfois de nous-mêmes, lorsque nous manquons de prudence.

Je n'ai pas l'intention de traiter dans leurs détails tous les accidents qui peuvent survenir, à la suite des piqûres de moustiques, de taons; mais, j'insisterai spécialement sur les précautions à prendre vis-à-vis des vipères.

Avant d'en parler, je veux pourtant dire quelques mots des effets nuisibles que peuvent produire l'aiguillon d'un vulgaire *cousin* ou de toute autre mouche de nos bois.

Généralement, le chasseur s'en moque et croit que la fumée d'une bonne pipe est le meilleur préservatif. Pourtant, j'ai, comme médecin, assisté plusieurs fois à des complications graves provenant de piqûres d'insectes. Une ou deux fois, j'ai vu survenir, après une inflammation intense, de la suppuration. J'ai attribué celle-ci à des matières septiques, transportées d'un champignon pourri ou d'un animal en putréfaction, dans les tissus sains, transport effectué par l'insecte et inoculation faite par sa piqûre. J'ai publié, à ce sujet, un travail fort intéressant qu'il serait trop long d'analyser ici; il suffira, à nos lecteurs, de savoir que je leur parle par expérience pour que je sois écouté. Je les ai aussi entretenus si souvent d'antiseptie qu'ils me comprendront d'avance.

Un chasseur prudent devra donc avoir, dans son carnier, un liquide antiseptique et en humecter toute érosion faite à son épiderme. La mort n'a pas besoin de porte cochère pour remplir son œuvre : la moindre piqûre lui suffit pour envahir notre organisme ; tenons-nous donc en garde.

Autrefois on préconisait l'ammoniaque ou alcali volatil, mais je donnerai la préférence à l'acide phénique en solution à 2 °/$_{0}$. A ce titre, ce corps est inoffensif, tout en cautérisant et en aseptisant suffisamment. L'ammoniaque, au contraire, employée pure, brûle la peau, et, parfois, fait plus de mal que de bien. Il suffira donc d'imbiber son mouchoir avec la solution que je recommande et de l'appliquer, après lavage, sur l'endroit contaminé.

En ce qui concerne les morsures de vipères, la chose n'est point aussi simple et vaut la description d'un mode opératoire spécial. Je laisse de côté la question du sérum antivenimeux dont j'ai parlé dans le cours de mes chroniques, je ne m'arrête qu'aux remèdes pratiques, à ceux qu'on peut employer surtout en voyage, comme diraient certains spécialistes. Or, parmi ces remèdes pratiques, le premier à citer est celui qu'a découvert, depuis plus de

quinze ans, notre compatriote Kauf-
mann, le *permanganate de potasse*.
Voilà l'antidote du venin de la vipère et
voici son mode d'emploi le plus simple :

Ayez soin d'emporter avec vous une
solution de permanganate de potasse à
1 gr. pour 100 gr. d'eau. Si par malheur
une vipère vous mord, élargissez légèrement les petites blessures faites par
les dents du reptile, et après y avoir
versé quelques gouttes de votre solution, recouvrez le tout d'une compresse
qui en sera fortement imbibée. Il est
bien entendu que ce premier pansement
n'exclut pas l'avis ultérieur de l'homme
de l'art. Celui-ci pourra, s'il le juge
urgent, injecter sous la peau, autour de
la morsure, une petite seringue rem-
plie de votre solution rouge de permanganate, mais, avant lui, vous aurez fait
le nécessaire et conjuré le danger.

Vous suivrez la même manière de faire
si votre chien a été mordu, accident
qui, du reste, est beaucoup plus fréquent que chez l'homme.

Pour être complet, je devrais faire
maintenant un cours détaillé sur les
plaies par armes à feu, car il n'est pas
d'année où nous n'ayons à déplorer
quelque accident. Mais le cadre du
journal ne comporte pas tant de déve-
loppements et, malgré l'importance du
sujet, je suis obligé de me restreindre.
Ce que je me contenterai de recommander, c'est de laver avec grand soin
toute plaie et de ne pas la laisser à l'air,

si on doit transporter le blessé du lieu de l'accident à son domicile. Dans ce cas, on se servira utilement de la solution phéniquée que j'ai recommandée plus haut ; on en aspergera les chairs mutilées et on en imbibera un linge propre pour les recouvrir.

Dans un prochain article, je reviendrai sur ce sujet et je m'occuperai de quelques accidents assez communs chez les chasseurs. En attendant, je leur conseille bien vivement de ne pas se mettre en chasse, sans avoir dans leurs gibecières une solution phéniquée à 2 °/₀ et une solution de permanganate de potasse à 1°/₀. En se prémunissant, en outre, d'un ou deux mouchoirs propres et d'une bande de toile, ils auront un arsenal pharmaceutique suffisant pour parer aux petits accidents.

Senlis, 30 août 1896.

Un mot des blessures par armes de chasse

Malgré ma vieille passion pour la chasse, j'ai pourtant passé toute ma journée d'ouverture dans ma clientèle.

Au fond, je dois l'avouer, ce n'était pas avec la joie au cœur, comme je le disais l'autre jour, mais tout simplement par intérêt.

En effet, il est extrêmement rare que ce premier jour, tout entier consacré à saint Hubert, soit dépourvu d'accident; aussi, étais-je resté fidèle à mon poste.

Cette année, il faut le croire, la prudence a été plus grande, et, à l'heure qu'il est, je n'ai pas eu à exercer mon art, à soigner de blessé.

Au point de vue humanitaire, j'en suis fort heureux, et le *Petit Comtois* a tout à y gagner, puisque je consacre mes loisirs forcés à lui adresser ma petite chronique.

Mon intention n'est pas d'y faire toute la thérapeutique chirurgicale des plaies par armes à feu, mais de fournir quelques conseils pratiques sur celles que l'on rencontre le plus souvent.

Je ne dirai mot des accidents terribles que l'on déplore trop souvent en traquant les bêtes fauves et qui proviennent ou de fusils peu solides et trop fortement chargés, ou de la maladresse de gens qui, par frayeur, enfreignent les ordres du directeur de la chasse. Dans des cas aussi graves, il faut, après avoir lavé aussi promptement que possible la blessure avec une solution antiseptique, recourir au médecin.

Lorsqu'il ne s'agit, au contraire, que d'une plaie produite par un projectile de petit calibre, comme une chevrotine, un gros plomb, on peut, séance tenante, faire œuvre utile.

Autrefois, à peine avait-on reçu le moindre grain, on courait chez le docteur et on n'avait de tranquillité qu'après l'avoir fait extraire.

Aujourd'hui, la science en pense autrement, l'antiseptie a modifié la façon de procéder.

Au lieu de faire des incisions multiples, de plonger, dans une solution de continuité de la peau, des stylets, des pinces, de dilacérer les tissus et de les contaminer la plupart du temps, on se contente de répandre à profusion un antiseptique et d'obturer les orifices de la plaie, si le projectile a fait séton. Dans le cas où, de petit volume, il est resté dans les chairs, on l'y abandonne, en ayant soin de boucher hermétiquement le trou d'entrée avec un liquide tel que du collodion iodoformé ou salolé. Cette manière de faire, approuvée par nos chirurgiens les plus éminents, m'a toujours fort bien réussi. Parmi les nombreux blessés que j'ai eu l'occasion de soigner, je citerai les deux suivants, dont l'observation est intéressante :

Il s'agit de deux enfants qui, en chassant l'écureuil dans la forêt d'Halatte, braconnage enfantin fort en vogue ici, reçurent accidentellement deux balles de revolver de 6 millimètres, l'une dans la main gauche, l'autre dans la fesse droite. Je me contentai d'un bon lavage, d'une obturation au collodion iodoformé, et, au bout de quelques jours, les deux gamins avaient oublié leur mésaventure. Il en eût été de même pour un grain de plomb un peu volumineux.

Quand il n'y a qu'un grain directement sous la peau, il n'y plus grand souci à avoir, et il peut être enlevé sans danger. Mais lorsque, à une certaine distance, toute une charge de grains n° 8 ou 4 a converti le corps en une écumoire, la situation change. Il y a bien quelques grains qui peuvent être cueillis sous la peau ; mais, en général, ils ont pénétré profondément et causent une cuisson douloureuse, parfois intolérable. J'ai bien souvent eu l'occasion de constater ce fait, et j'avoue que les premières fois je me trouvais désolé d'être impuissant à y remédier. Depuis, j'ai adopté le traitement suivant :

Après avoir lavé avec un liquide antiseptique tous les petits trous béants et saignants, je plonge le blessé dans un bain chaud simple ou additionné de son, d'amidon, ou bien encore de fleurs de tilleul. Cette balnéation prolongée amène toujours un soulagement, qui permet au blessé de goûter un peu de repos. Il est bien entendu qu'elle pourra être renouvelée pendant plusieurs jours, et, certainement, d'après mon expérience personnelle, on assistera toujours à son succès.

Il me resterait, en ce moment, à dire quelques mots des blessures qui peuvent atteindre les yeux ou les parties molles qui les entourent ; mais ce point est tellement délicat, que je conseillerai toujours au blessé de courir chez l'oculiste et, à son défaut, chez le docteur le plus voisin.

Je pourrais encore parler de quelques accidents qui surviennent au chasseur ; mais, comme ils sont communs à bien d'autres marcheurs ou promeneurs, je m'en tiens là, heureux si les conseils que je viens de donner peuvent être de quelque utilité aux disciples de saint Hubert.

Senlis, 6 septembre 1896.

III

LE MINISTRE DE L'INSTRUCTION PUBLIQUE

DANS LES COMICES AGRICOLES DU DOUBS

Un prix d'hygiène de l'habitation et de la ferme

Depuis les vacances parlementaires, Cérès semble avoir supplanté le Père Éternel et avoir fait sien le jour dominical.

Il n'est, en effet, pas de dimanche où quelques gros bonnets politiques ne viennent pérorer *inter pocula*, à l'occasion d'un comice agricole, au milieu de nos populations rurales.

Sans en savoir le premier mot, on veut traiter des questions agricoles ; mais, au fond, il ne faut y voir que de la politique. Le but poursuivi et inavoué est purement et simplement de se ménager des voix pour les prochaines élections.

Pour y arriver, on plaint l'agriculture, on dépeint sa situation précaire, on rêve une révolution fiscale, on encense le protectionniste Méline et on laisse de côté les réformes depuis si longtemps réclamées. On se garde bien de parler de la réduction des gros traitements ; mais ce qui m'étonne, c'est que pendant la tournée à laquelle nous venons d'assister sur tous les points du pays, il ne se soit pas trouvé un contribuable assez hardi pour rappeler à certain ministre que le cumul est une mauvaise chose et qu'il serait bon de le supprimer, au bénéfice des charges qui pèsent si durement sur le paysan. Celui-ci eût été ravi de cette juste observation d'abord et eût pu espérer un instant un soulagement prochain.

Mais, assez sur ce point, mon rôle n'est pas ici de faire de la politique, je rentre dans mon domaine médical, tout en ne quittant pas celui de l'agriculture.

En parcourant les nombreux palmarès des comices agricoles, j'ai été frappé par ce fait que le cultivateur est récompensé pour toutes les parties de son métier, excepté pour celle à laquelle il doit les médailles que l'on attache au front de ses bœufs, de ses juments ou de ses étalons, et qui est la source de la santé : *l'hygiène*. Je vois bien un prix attribué à la bonne tenue d'une ferme, mais il s'agit là de l'aménagement extérieur, de la disposition des fumiers, de leur drainage, etc., etc., et non pas de l'hygiène domestique.

C'est là une question très importante dont les sociétés savantes se sont déjà occupées, celle de la propagation des premières notions d'hygiène dans les masses.

On a d'abord songé à faire entrer cet enseignement dans le programme de nos écoles primaires, et le projet, je crois, a déjà reçu un commencement d'exécution, mais ce n'est pas suffisant.

A côté de l'enfant, il y a l'adolescent qui ne fréquente plus l'école, et l'adulte qui n'a plus même le temps de lire, tant il est absorbé par les travaux rustiques. C'est à ceux-là aussi qu'il faut penser, et pour lesquels on doit trouver des foyers d'instruction.

En première ligne, je signalerai les classes du soir, qui, l'hiver, sont généralement suivies. Pendant ces veillées, nos jeunes instituteurs, qui tous ont reçu à l'école normale une instruction assez étendue en hygiène, pourraient en propager les premières notions dans les campagnes.

Puis, ne pourrait-on pas faire pour les hommes au moins ce qui se fait pour les bêtes ?

Chaque département possède un professeur d'agriculture qui, le dimanche, fait des conférences dans les villages ; il y a en outre un vétérinaire sanitaire qui va surveiller et diriger l'hygiène des animaux en temps d'épidémie. Pourquoi ne pas suivre cet exemple pour les hommes ? Je ne viens pas proposer la création d'un nouveau budgétivore, rassurez-vous !

Il n'y a qu'à faire appel au corps

médical, et bientôt on aura dix professeurs pour un poste. Ce sera le moment
alors d'organiser un enseignement pratique et le budget de l'assistance
médicale dans les campagnes ne manquera pas d'être allégé, car la santé
deviendra meilleure.

En tout temps celle-ci devrait être
bonne, car le paysan vit dans des conditions spéciales de grand air et ac-
quiert, par le travail même, une force
de résistance considérable ; mais c'est à
la maison qu'il s'étiole. Au lieu de
vivre dans des pièces vastes, bien
aérées, de respirer sur le seuil de sa
porte la brise vivifiante et pure de la
plaine ou de la montagne, il passe ses
soirées et ses nuits dans des chambres
basses, imprégnées de fumée, d'émanations d'étable, et quand il veut, à
pleins poumons, humer la fraîcheur du
dehors, il n'absorbe que miasmes et
poussières. Veut-il se rafraîchir à l'eau
de sa citerne ou de son puits ; au lieu
de l'avoir limpide et claire, il la boit,
souillée par toutes les infiltrations des
écuries ou des eaux stagnantes. Voilà
le plus souvent la véritable situation à
laquelle on peut toutefois remédier, si
chacun veut y mettre un peu du sien.
Pour cela, il faut commencer par encou-
rager ceux qui donneront l'instruction
première à nos braves villageois, et ensuite récompenser ceux-ci, quand ils pro-
fiteront des leçons ou bien encore lorsqu'ils auront fait preuve, non seulement

de propreté, mais de connaissances appliquées à l'hygiène domestique.

Voilà donc un nouveau prix à créer pour les comices de l'an prochain; j'ai la conviction que, dans chaque canton, il se trouvera plus d'un cœur généreux pour l'offrir.

Du reste, l'idée, lancée dans l'arrondissement de Poligny par mon excellent ami de Sarret de Grozon, ne manquera pas de faire de nombreux adeptes. Elle a trouvé en lui un apôtre aussi fervent que dévoué. Je puis affirmer qu'il la fera germer en bon terrain et la soutiendra aussi énergiquement que la République progressiste dont il est, près de nous, un des plus vaillants champions.

Mais, pas de digressions! Si j'ai insisté aussi longuement sur la nécessité de créer un prix de *l'hygiène de l'habitation et de la ferme*, et de faciliter l'enseignement de l'hygiène dans nos populations rurales, c'est que la Franche-Comté possède actuellement dans ses frontières M. le Ministre de l'instruction publique, tout puissant dans le cas présent. Je ne me permettrais pas de douter de sa sollicitude; aussi, ai-je bien l'espoir que, l'an prochain, il s'instituera le créateur et le donateur d'une récompense qui me parait non seulement juste, mais profitable à la santé publique dans nos campagnes.

Senlis, 13 septembre 1896.

IV

EN FORÊT

L'empoisonnement par les champignons

Depuis des semaines, on ne peut ouvrir un journal sans y lire le récit de quelque empoisonnement par les champignons. La fréquence de cet accident tient évidemment, cette année, au temps alternativement chaud et pluvieux que nous avons, temps qui est on ne peut plus propice à la pousse des cryptogames.

Cela dit, on comprendra facilement que je consacre aujourd'hui mon article hebdomadaire à ce sujet.

De toute antiquité, l'homme a été gourmand du champignon et, à l'époque de Galien, de Pline, de Sénèque, de Suétone et de Martial, ils étaient déjà très appréciés. C'est ainsi que ce dernier poète disait en latin *qu'il est facile d'offrir de l'or, de l'argent, une toge ou un vêtement ; mais abandonner un plat d'oronges, c'est difficile.* Malgré toute la saveur de l'oronge, nous n'en sommes plus là maintenant, et il faut le dire bien vite, les empoisonnements sont généralement assez rares. Il faut une année comme celle-ci, très féconde, pour en constater un aussi grand nombre.

La plupart du temps, pour ne pas dire toujours, c'est un défaut de prudence ou une trop grande présomption qui font tout le mal. Certaines gens prétendent différencier les bons champignons des mauvais, par l'odeur, le goût, la couleur, sous le contact de la salive ou de l'air; ce sont là des racontars auxquels il ne faut ajouter aucune confiance. Il n'y a pas d'autres moyens de reconnaître les champignons vénéneux des comestibles que les caractères botaniques. Donc, pour devenir mycophage, il faut, comme l'a très bien dit Forniquet, être d'abord mycologue. Cette tâche est évidemment très agréable, mais elle exige du travail et une longue expérience.

On comprendra donc facilement pourquoi je n'essaierai pas ici de faire parade de connaissances botaniques et de donner des conseils. Que ceux qui voudront s'occuper sérieusement de la question se mettent à la besogne; ils ont, dans nos prés et nos bois, des variétés assez nombreuses et ils ont, pour diriger et éclairer leur marche en avant, les précieux livres de notre compatriote Quélet.

Bien des Francs-Comtois peut-être

ignorent le nom de ce docteur, aussi
modeste que savant, qui fait non seulement la gloire du pays de Montbéliard,
mais aussi de la science française. C'est
lui, le mycologue le plus en vue, le
plus consulté et dont l'autorité fait loi
parmi les savants européens. Depuis
1856, époque de son établissement à
Hérimoncourt, il a publié de nombreux
travaux. Parmi eux, je citerai : *Les
champignons du Jura et des Vosges*,
que j'invite mes lecteurs à consulter.
Ils pourront alors, avec quelque connaissance de cause, manger peut-être
diverses espèces, sans courir de risque.
Pourtant, qu'ils ne s'y fient pas trop
encore, si leur instruction première est
insuffisante. Ils feront mieux, à mon
avis, de ne pas varier les plaisirs et de
se contenter des vulgaires produits de
nos prairies et de nos bois : l'oronge
vraie, le cèpe, le délicieux mousseron,
la chanterelle ou roussotte, la morille,
etc.

En dehors de ces espèces, je crois
que les profanes feront bien de s'abstenir, malgré tous les préservatifs que
les commères mettent à leur disposition.

Au premier rang, vient le procédé de
la cuillère d'argent qui reste blanche
en cuisant avec de bons champignons
et noircit avec les autres. Il y a aussi le
procédé Girard, qui consiste à mettre
30 à 40 minutes les champignons cou-
pés à tremper dans un litre d'eau, assai-

sonnée de trois cuillerées à bouche de vinaigre (par 500 gr. de champignons). On laisse ensuite égoutter. On prétend que ce procédé est infaillible, ce dont je doute encore ; en tout cas, il enlève tout arome aux champignons.

Dans ces conditions, je crois qu'il est prudent de ne prendre que des espèces bien connues, pour éviter tout danger.

Car, qu'on le sache bien, un empoisonnement par les champignons est une chose grave.

Je n'en parle pas d'après les auteurs, mais pour en avoir vu déjà plusieurs dans le cours de ma carrière.

Le malade éprouve, avec de la lourdeur épigastrique, un malaise général indéfinissable, puis surviennent des nausées, des vomissements, des selles sanguinolentes, glaireuses, douloureuses, du délire, de l'oppression. Enfin, lorsque le cas doit se terminer fatalement, la face devient blême, cholérique, le pouls se ralentit et, avec le coma, la mort arrive à grands pas.

Que doit-on faire en pareil cas ?

La première chose est évidemment d'évacuer la substance ingérée par tous les moyens possibles : titillements de la gorge ; émétique, 0,01 à 0,10 cent. *dans très peu d'eau;* 40 à 50 gr. d'huile de ricin.

On évitera de donner de l'eau et surtout de l'eau vinaigrée, cette substance dissolvant le principe vénéneux de la plante.

Puis on calmera les douleurs avec des préparations opiacées soit sous forme d'extrait, soit sous forme de laudanum, 20 à 25 gouttes en lavement.

On pourra administrer un peu de café et de vin chauds, faire au besoin des injections de caféine, des frictions sèches pour ramener la chaleur à la peau.

Bien souvent ces moyens réussissent si l'on a affaire à des adultes vigoureux et non à des vieillards ou à des enfants. Ceux-ci sont particulièrement frappés, et, dans une famille empoisonnée, meurent presque toujours les premiers.

Je dois, avant de terminer, citer une particularité contre laquelle la médication vomitive ne réussit guère, c'est lorsqu'un *am nite* a été absorbé. Cette espèce est la plus dangereuse, car elle ne manifeste son action toxique que quelque temps après la digestion.

J'espère, pour mes lecteurs, qu'ils n'auront pas la malchance de tomber sur un champignon si terrible et que mes conseils pourront leur être utiles si le malheur les rend nécessaires.

Senlis, 20 septembre 1896.

V

Les pommes de terre et la solanine

Je causais récemment avec un pharmacien fort érudit, mais aussi fort batailleur lorsqu'il s'agit de l'esprit autoritaire du clergé, et c'est sur ce point que roulait notre conversation. A l'appui de sa thèse, mon interlocuteur et ami me contait une histoire inédite de Parmentier, le vulgarisateur de la pomme de terre ; je la narre à mes lecteurs, certain qu'elle les intéressera.

Quelques années avant la grande Révolution, Parmentier fut nommé pharmacien en chef de l'Hôtel-Dieu de Paris. Muni de tous ses diplômes et parchemins, il se rendit un matin pour prendre possession de son emploi, mais sa surprise fut grande. A peine avait-il fait un pas dans l'officine qu'il croyait diriger, qu'une nuée de nonnes se précipita sur lui et le mit à la porte avec une désinvolture sans pareille. Il en appela au haut clergé, mais celui-ci, qui avait dirigé le mouvement, se garda bien de faire droit à sa juste plainte. Il lui fit comprendre que de tout temps la pharmacie de l'hôpital avait été tenue religieusement et qu'il n'avait rien à y faire. Le grand homme se laissa convaincre ; il toucha les appointements dévolus à sa charge et subit, en maugréant, l'autoritarisme clérical.

Malgré cette soumission, preuve incontestable d'un bon caractère, je suis convaincu que si Parmentier revenait faire un tour en ce monde, il serait indigné des méfaits attribués à son tubercule favori.

Si je m'en rapporte en effet à un travail scientifique allemand assez récent, la pomme de terre peut produire des empoisonnements.

Rien que le mot va faire bondir certainement tous les amateurs de *frites*, aussi me proposé-je une petite causerie explicative.

De tous les légumes, la pomme de terre est certainement le plus goûté, aussi crois-je devoir m'abstenir d'en parler au point de vue culinaire. Quant à son emploi en médecine, il est assez restreint.

On se sert de la fécule de pomme de terre pour saupoudrer l'épiderme enflammé, pour confectionner des cataplasmes émollients. On utilise aussi avec avantage la pomme de terre râpée comme topique dans les brûlures, mais elle trouve encore sa place dans le traitement du diabète. Depuis quelques années, en effet, la pomme de terre cuite à l'eau a remplacé le pain de gluten, trop coûteux pour les petites bourses ; les praticiens sont unanimes à reconnaître ses bons effets.

Je n'insisterai pas plus longuement sur ce point qui paraît un non sens dans une affection où tous les féculents sont proscrits ; je constate seulement le fait et reviens à mon sujet.

La pomme de terre, qui appartient à la famille des solanées, contient à l'état sain un principe actif appelé *solanine*. Ce principe, qui est obtenu par les chimistes sous forme de cristaux, est toxique à dose élevée.

L'empoisonnement qu'il détermine est caractérisé par des vomissements, de la diarrhée, de la fièvre, de la dilatation des pupilles, des convulsions et des sueurs profuses. Heureusement on le constate assez rarement, car la *solanine*, se trouvant de préférence dans les pommes de terre pourries et germées, celles-ci sont rejetées de la consommation et, par conséquent, deviennent sans danger.

Il n'en est pas toujours ainsi, et c'est dans les agglomérations que les funestes effets de la solanine se font souvent sentir. *Les Archives de médecine militaire* relatent des empoisonnements qui ont frappé des centaines de soldats quelques heures après l'ingestion de pommes de terre altérées. Ce n'est pas à cette saison-ci que de semblables accidents sont à craindre, mais principalement en juin et juillet. On ne saurait donc être trop en garde contre les fournisseurs de l'armée qui, à ce moment, n'ayant pu écouler leur marchandise dans la clientèle civile, la conservent pour nos régiments, où trop souvent la surveillance n'est point assez sévère.

Nos paysans, eux, sont mieux avisés: ils ignorent l'existence de la *solanine*, mais ils savent que les pommes de terre germées, noircies, sont nuisibles à leurs animaux et ils en font du fumier. Encore une fois, le bétail est mieux traité que l'espèce humaine !

Je n'insisterai pas plus longuement sur ce sujet, ce que j'ai dit devant suffire amplement à nos lecteurs pour leur faire éviter le danger. Du reste, il faut avouer que celui-ci n'est point si grave que les allemands G. Meyer et O. Schmiedeberg ont voulu le prétendre dans leur intéressant travail, et je suis convaincu que ma chronique d'aujourd'hui n'empêchera personne de manger demain des *frites* avec le plus grand plaisir.

C'est égal, mon ami le pharmacien a bien fait de me conter l'aventure de Parmentier avec les religieuses de l'Hôtel-Dieu; il a ainsi rendu service à nos lecteurs en me conduisant à leur parler de la pomme de terre qui, malgré la *solanine*, n'en reste pas moins un légume délicieux.

Senlis, 27 septembre 1896.

VI

Le Czar en France et la santé publique

Tout est à la russe en ce moment et l'on croirait volontiers à une démence générale. Les choses en sont arrivées à un point tel, que beaucoup de journaux, et non des moins sages, ne se gênent pas pour ridiculiser cet enthousiasme excessif. Je ne les imiterai pas en cela ; je suis trop Comtois et par suite trop patriote, pour sourire, même du chauvinisme actuel ; mais il me sera bien permis de m'occuper un peu, moi aussi, de l'événement du jour.

Il m'est d'autant plus facile de le faire que j'ai pu me rendre compte *de visu* de la cohue et du branle-bas qui commencent à régner à Paris. Tous les trains, de l'étranger, des départements, y déversent des masses compactes de voyageurs et des millions de kilogrammes de victuailles. Tout ce qu'il y a de curieux, de près ou de loin, *veut venir voir son Russe ;* tout ce que le commerce de l'alimentation peut jeter en pâture au ventre de Paris s'y trouve expédié.

Il reste à savoir maintenant comment tout ce monde va se loger et se nourrir.

Paris en a vu bien d'autres, évidemment, mais déjà on y trouve difficilement une simple chambre quelques jours avant l'arrivée du Czar ; que sera-ce au moment de son entrée si pompeuse et si chaleureusement attendue ! Il me semble assister déjà à la bousculade générale, entendre les cris des étouffés, des empalés tombant des arbres ou des toits, des écrasés soit sous les pieds des foules, soit sous les sabots des chevaux ! Mais ce sont là des accidents ordinaires, fréquents dans toutes les fêtes publiques, je ne m'y arrête pas. Ce que je voudrais essayer de mettre en relief aujourd'hui, c'est l'influence inévitable de cette agglomération sur la santé publique.

Le dernier bulletin sanitaire de la ville de Paris, bulletin de la semaine passée, était satisfaisant.

En province, je ne sache pas qu'il y règne la moindre épidémie grave. Au dire des médecins, il y a longtemps qu'on a vu si peu de malades, et un véritable calme règne dans les officines pharmaceutiques.

Je crains fort que cette félicité ne dure pas et que bientôt nous assistions à une recrudescence de maladies.

Du reste, ceci est fatal.

De même qu'on ne peut agiter la vase des marais sans en dégager le miasme paludéen, on ne peut remuer de grandes masses d'hommes sans véhiculer des microbes.

Que vont devenir, au point de vue sanitaire, les milliers d'individus qui, d'ici quelques heures, envahiront les hôtels de Paris? Tous ne peuvent loger dans ces établissements sains et confortables de nos boulevards, établissements seuls accessibles aux grosses bourses. La majorité des arrivants va s'entasser dans les garnis disponibles et il est bien certain que, sur divers points, ils regorgeront. Tel provincial qui arrivera plein de vie, ne tardera pas, grâce au surmenage engendré par les veilles, les longues courses, à être envahi par quelque microbe et à rester à Paris malade, ou à transporter son affection dans son pays d'origine. Tel autre, à moitié bien portant, quittera son village et apportera dans la capitale un mal qu'il avait en incubation avant son départ.

Que dirai-je maintenant de la façon dont va se nourrir toute cette multitude?

Ceux-là, qui pourront payer chèrement leur repas dans des restaurants sérieux et propres, n'auront rien à redouter, et encore; quant à la généralité des voyageurs, je les plains d'avance.

Dans toutes les circonstances analogues, on ne prend guère le temps de manger et surtout d'examiner ce qui nous est servi. C'est le triomphe de la charcuterie avec ses gelées et en même temps de toutes les *ptomaïnes*, si redoutables pour le tube intestinal.

En ce qui concerne les boissons, le tableau n'est guère plus engageant. Toutes les falsifications bachiques sont servies sans vergogne ; on a chaud, on a soif, on absorbe généralement sans un examen bien approfondi.

Dans de telles conditions, on conçoit facilement les troubles qui peuvent altérer la santé et on ne s'étonnera pas si après la visite de l'empereur de Russie, les statistiques hebdomadaires des décès augmentent aussi bien à Paris que dans nos départements.

Il est encore une particularité sur laquelle je dirai quelques mots, car je l'ai déjà constatée dans d'autres occasions, parmi lesquelles je citerai la visite du schah de Perse en 1873.

Chaque fois qu'une fête un peu éblouissante est en préparation, les imaginations, échauffées d'abord par les articles dithyrambiques de la presse, s'exaltent encore davantage pendant et après les réjouissances publiques.

Certains cerveaux n'en gardent aucune empreinte, mais il en est de moins solides les uns que les autres. Ce sont ces derniers, souvent prédisposés et préparés par des excès, même d'enthousiasme, qui perdent l'équilibre avec la raison. On a constaté, en effet, des cas nombreux d'aliénation, à la suite des grandes manifestations populaires, et, le plus souvent, il s'agissait de folie des grandeurs.

Espérons que, cette fois, la médecine n'aura pas d'enseignements à tirer des démonstrations qui s'annoncent comme devant être si grandioses, et que la santé publique en souffrira le moins possible.

Senlis, 4 octobre 1896.

Les fêtes russes et la rentrée
des lycées et colléges

Si j'avais quelques notions de la langue russe, je serais exposé à m'en servir involontairement aujourd'hui, tant je suis obsédé par cet enthousiasme extraordinaire qui commence à assourdir tout le monde.

On n'entend que vivats et hourrahs, et les plus malins les poussent dans la langue slave, imitant en cela nos sociétés orphéoniques qui entonnent l'hymne cher au Czar dans sa langue maternelle.

Nous assistons évidemment à un spectacle inoubliable, mais il m'est bien permis de m'en éloigner un instant pour me consacrer à ma tâche hebdomadaire.

De toutes les personnes qui garderont le meilleur souvenir des fêtes russes, le collégien est évidemment la première, car elles lui ont procuré un supplément d'une semaine de vacances. Quand on est jeune, on n'oublie jamais une pareille aubaine, et on regarderait bien volontiers toujours la porte de la pension par le gros bout de la lorgnette. Mais il en est des congés comme de toutes choses en ce monde, il faut une fin et celle-ci est arrivée. Les

parents en sont pour la plupart heureux, les enfants, au contraire, en sont
chagrins.

Je n'ai pas l'intention de m'intéresser
ici à leur état psychologique; ce que je
veux, c'est, à l'occasion de la rentrée,
jeter un rapide coup d'œil au point de
vue physiologique et hygiénique sur la
transition entre la vie de famille et
celle de lycée.

Je mets de côté le garçonnet, le jeune
homme; je ne veux m'occuper que du
petit garçon de sept à neuf ans, qui,
brusquement, est incarcéré dans un
bahut, comme il ne tardera pas à appeler bientôt sa pension.

Il est évident que cet enfant va changer absolument d'existence. S'il est
robuste, bien portant moralement et
physiquement, il ne souffrira pas; mais
s'il est délicat, il y a bien des ménagements à prendre pour lui.

En famille, la nourriture était variée,
parfois choisie, les repas avaient une
durée raisonnable et les nuits étaient
longues.

Au lycée, l'ordinaire est convenable,
mais il est ingéré trop vite, et les nuits
sont trop courtes.

Je ne dirai rien de l'alimentation, car
je sais tout le soin que les directeurs
de nos établissements de l'Etat y ap-
portent, mais je me permettrai de cri-
tiquer la façon dont on y mange.

Un enfant encore timide, n'ayant nulle
habitude de la vie scolaire, sort d'une

salle d'étude plus ou moins chauffée et pénètre dans un réfectoire glacial. Là, le menu est servi et doit être absorbé en vingt minutes. Le novice a beau se dépêcher, faire, comme l'on dit, les bouchées doubles, il n'arrive, ni à mastiquer assez, ni à insaliver suffisamment ses aliments. C'est dans de telles conditions qu'il est, par un brusque signal, arraché à un repas inachevé et conduit dans une cour de récréation plus froide encore que le réfectoire. On comprend comment doit se faire ainsi la digestion. Un estomac sain, chez un adulte, n'y rési-terait pas, comment veut-on que celui d'un enfant qui vient d'achever sa seconde dentition et qui a été jusqu'ici ménagé, puisse y tenir. On ne doit pas s'étonner alors de constater de fréquentes indigestions, de persistantes diarrhées chez les nouveaux pensionnaires. Je parle de la chose avec l'expérience d'un médecin de pension et je crois qu'il serait aisé de remédier à ces inconvénients.

Pour cela, il suffirait de faire manger à part les jeunes élèves, de leur donner assez de temps pour prendre physiologiquement leur nourriture et de leur éviter la transition trop rapide entre l'air intérieur et celui du dehors. Je sais bien que parfois, la chose essayée, du reste, dans quelques maisons, n'est pas toujours facile, à cause des exigences du service, mais on peut au moins la généraliser : la santé aura tout à y gagner.

J'aborde maintenant la question du sommeil, et je suis convaincu d'avoir sur ce point l'approbation de tous les gens compétents. Le sujet n'est, du reste, point nouveau, et je me souviens vaguement l'avoir vu traité déjà quelque part.

Le jeune enfant a besoin de dormir, et il en a d'autant plus besoin qu'il vient de changer d'existence; que celle-ci, par sa nouveauté, le fatigue, et que le régime auquel il est astreint peut l'anémier. Il a besoin chaque jour d'un sommeil réconfortant, réparateur. Il est absolument barbare et inutile d'arracher de trop grand matin un enfant de son lit. Il se lève alors machinalement, ne prend aucun soin de propreté, s'habille au galop, et a hâte d'aller finir sa nuit sur la table de l'étude. Ses sens sont aussi engourdis que son intelligence, qui ne s'ouvre réellement que lorsque le cerveau a, comme le corps, goûté un vrai repos. On conçoit facilement qu'un travail ne puisse pas être fort profitable dans un tel état : alors pourquoi l'exiger? Ici, bien plus encore que pour les repas trop gloutonnement ingérés, il est aisé de trouver un adoucissement; je le réclame donc, non pas en père de famille, mais en médecin et en hygiéniste.

Il est bien entendu, comme je l'ai dit plus haut, qu'il ne s'agit que des jeunes lycéens ou collégiens; c'est sur ceux-là seuls que je m'attendris. Quant aux autres, aux adolescents, il n'y a de ménagements à avoir pour eux que s'ils sont malades. Dans toute autre circonstance, ils doivent être menés militairement, dans l'acception intelligente du mot. A eux les réveils au chant du coq, les ablutions froides, les exercices corporels ; il faut penser qu'ils sont les soldats de l'avenir et qu'ils doivent avoir l'endurance de marcher un jour à la victoire, abrités sous les replis des drapeaux tricolores de l'alliance franco-russe.

Senlis, 11 octobre 1896.

VII

Origine franc-comtoise des allumettes chimiques

Dans un entrefilet, paru il y a quelque temps déjà dans les colonnes du *Petit Comtois*, nous avons parlé de l'inventeur des allumettes chimiques, notre compatriote Charles Sauria. Aujourd'hui son nom retentit partout, la presse lui consacre de longs articles ; il est en somme devenu *l'actualité*. On comprendra donc facilement qu'il est de notre devoir aujourd'hui de suivre le mouvement et d'en faire le sujet de notre chronique médicale. Nous ne pouvions faire meilleur choix, et nous sommes sûrs d'intéresser nos lecteurs en reproduisant les renseignements suivants, que nous trouvons dans l'*Éclair* :

« A l'auteur de l'une des plus utiles inventions dont l'humanité puisse se montrer reconnaissante, à Sauria, qui trouva les allumettes chimiques, l'on va dresser une statue à Saint-Lothain, dans le Jura.

» Un comité a été formé, dont le président est le docteur Pactet, conseiller général, et qui compte parmi ses membres la représentation du département. Pour toucher l'esprit et le cœur des souscripteurs, on leur rappelle en quelques mots ce que fut Sauria et comment il parvint, comme en se jouant, à créer ce petit bois soufré qui se débite par milliards.

» Vers la fin de 1830, c'est-à-dire trois ans au moins avant que des contrefacteurs autrichiens et anglais eussent mis dans la circulation commerciale la combinaison du soufre et du phosphore, M. Nicolet, professeur de chimie au collège de l'Arc, à Dole (Jura), faisait, devant les élèves de son cours, une expérience sur une poudre détonante. Il avait obtenu le résultat attendu : une détonation en frappant avec un pilon sur un point de la surface intérieure d'un mortier, enduite de chlorate de potasse et de soufre mélangés. Ce fait impressionna vivement un de ses élèves qui se fit ce raisonnement : « Si l'on pouvait ajouter du phosphore à ce mélange détonant, on pourrait obtenir des allumettes s'enflammant par simple friction et le vieux briquet serait supprimé du coup. » L'écolier, qui venait de concevoir cette merveilleuse application de la chimie à nos usages journaliers, s'appelait Charles Sauria.

» Cent cinquante de ses condi-ciples l'ont vu tremper les longues bûchettes soufrées aux deux bouts dont on se

servait alors, dans du chlorate de potasse légèrement chauffé, et les frotter
sur le mur à l'endroit où il avait l'habitude d'essayer ses allumettes. Grâce à
ces frictions répétées et à la couche de
phosphore qui recouvrait le plâtre, les
allumettes s'enflammèrent. Le problème était résolu ; Sauria, suivant le
mot naïf d'un élève, avait trouvé « les
allumettes qui brûlent toutes seules. »

» Dès janvier 1831, M. Puffeney, aujourd'hui conservateur du musée et de
la bibliothèque de Dole, et le docteur
Bon, fabriquaient des allumettes chimiques pour leur usage personnel.

» Quelque temps après, M. Nicolet fit
un voyage d'études en Allemagne et, en
visitant les usines autrichiennes, il se
laissa aller à parler de la découverte
de son élève Sauria. Voilà qui explique
de la façon la plus naturelle l'apparition
des allumettes chimiques, dites allemandes, et les prétentions de l'Autriche
à célébrer le soi-disant cinquantenaire
de l'invention — de l'exploitation, aurait-
on dû dire équitablement — des allumettes chimiques.

» Il est temps de restituer à chacun
sa part de mérite.

» Un modeste monument, sur le territoire de cette petite commune de Saint-
Lothain, où Charles Sauria repose à
côté de son père, le vieux général de la
Révolution, est bien dû à ce serviteur
de la science pratique et de l'humanité.

» Ce petit pays conserve religieusement la mémoire de Sauria. Aussi avec quel entrain s'est-on attelé à cette souscription. On la veut belle pour que soit plus beau l'hommage. Ce que fut Sauria ? On vient de le lire. Un de ses compatriotes, M. Cernesson, ancien chef de gare à Saint-Lothain, précise pour nous, sur nos instances :

« Marc-Charles Sauria est né à Poligny le 25 avril 1812. Il était fils de Jean-Charles Sauria, général de la Révolution, puis administrateur du département du Jura et enfin inspecteur des forêts dans le même département. Son père le destinait à la carrière militaire lorsqu'un accident, qui lui survint à l'âge de onze ans, le rendit infirme et il fallut alors orienter sa vie d'un autre côté. Il commença alors ses études au collège de Poligny, puis les continua au collège de l'Arc, à Dole, où, vers la fin de 1830, il inventa ses allumettes chimiques.

» Il n'obtint rien de sa découverte et fit alors de la littérature ; il composa quelques poésies et publia son *Jura pittoresque*, aujourd'hui très rare. Il avait commencé à se rendre utile ; il voulut continuer en étudiant l'agriculture à Grandjouan, puis la médecine à Besançon. « Je lui ai souvent entendu dire, nous écrit M. Cernesson, qu'il n'était jamais plus heureux que lorsqu'il avait soulagé un malade. »

» Il vécut ainsi péniblement dans l'exercice de sa profession jusqu'en

1881. Alors, grâce à l'influence de son ami Jules Grévy, il obtint un bureau de tabac. Il y vécut en sage jusqu'au 22 août 1895, date de sa mort. »

« Dès janvier 1831, M. Puffeney, disent dans leur bulletin les membres du comité, fabriquait avec Sauria des allumettes pour son usage personnel. Nous avons fait appel à la longue mémoire du conservateur de la bibliothèque de Dole. L'aimable érudit nous a répondu par cette anecdote :

« Pendant l'hiver de 1830-31, époque
» à laquelle j'étais professeur au col-
» lège de Dole, je logeais avec mon
» ancien camarade de classe, A. Dos-
» mann. Je vis un jour Sauria entrer
» dans ma chambre avec des allumettes
» en mains. Sans rien dire, il en frotta
» quelques-unes contre la muraille et
» nous fûmes fort surpris de les voir
» s'enflammer.

» Ce n'est pas moi, mais Dosmann,
» qui suivait avec Sauria le cours de
» chimie, qui fabriqua des allumettes
» d'après les données de l'inventeur.

» Quant au fait de l'incandescence,
» j'en ai été plusieurs fois témoin, et
» je l'affirme de nouveau, l'ayant attesté
» déjà en plusieurs circonstances. Sau-
» ria, Dosmann et moi, nous étions tous
» trois fort jeunes et aucun de nous ne
» pensa au profit que l'on pourrait espé-
» rer de la découverte dont, du reste,
» le bruit se répandit bientôt.

» Qui a communiqué la recette aux

» Allemands ? Il me serait difficile de le
» dire, étant donnée la publicité immé-
» diatement donnée à la chose. »

Ce témoignage est probant. Bien
avant que nous vînt d'Allemagne l'allumette chimique, l'allumette était connue
en France. Elle était due au génie du
modeste et désintéressé Sauria, qui
mourut pauvre. Et celui qui l'assista
dans ses premières recherches, par
bonne fortune, vit encore, riche d'une
mémoire fidèle. Il nous aide à rendre à
Sauria l'hommage qui lui est dû —
hommage tardif. Mais n'est-ce point le
propre des inventeurs de rester mécon-
nus et de mourir dépouillés.

18 octobre 1896.

VIII

Le cinquantenaire de l'anesthésie

On a parfois abusé des statues pendant ces dernières années, et on a profité de toutes les occasions pour fêter tel ou tel anniversaire. Cette façon de faire a naturellement soulevé des critiques; mais je suis certain qu'en annonçant à mes lecteurs que le monde savant se propose de célébrer bientôt le cinquantième anniversaire de la découverte de l'anesthésie, ils seront tous contents et applaudiront des deux mains.

L'homme est au monde pour souffrir, c'est vrai; mais rien ne lui est plus odieux que la souffrance, et dès la plus haute antiquité, il a tout tenté pour la diminuer ou la supprimer. N'est-il donc pas naturel aujourd'hui de se réjouir de la découverte du remède tant recherché?

Au temps de Pline, de Dioscoride, on parlait déjà, comme au IIIe siècle chez les Chinois et les Arabes, de différents moyens anesthésiques; mais ce n'est guère qu'au XIIIe siècle que l'école italienne met en usage les opiacés. Malheureusement, ceux-ci ne servent guère à calmer les souffrances humaines; ils deviennent, entre les mains des médecins et des Brinvilliers, un peu plus tard, les auxiliaires du crime.

Au XVIII° siècle, Mesmer invente le *magnétisme,* qui est mal utilisé, mais engendre l'hypnotisme, qui, de nos jours, mieux étudié et appliqué, donne des résultats comme agent anesthésique.

Puis, presque à la même époque, la chimie commençant à faire des progrès, Priesley découvre le protoxyde d'azote, et Dawy, en 1779, c'est-à-dire trois ans après, l'expérimente avec succès contre la douleur physique. Mais la gloire *de ce gaz hilarant,* comme on l'appelle encore, dura peu et fut éclipsée par l'apparition de l'éther.

En 1846, nos chirurgiens Jobert, Malgaigne, Velpeau, à Paris, Sedillot, à Strasbourg, Simonnot, à Nancy, Boure, à Toulon, Bonnet et Bouchacour, à Lyon, Bouisson, à Montpellier, emploient avec succès les vapeurs d'éther. A l'étranger, les expériences faites à l'aide de cet agent, réussissent également; mais les savants continuent leurs travaux, un nouvel anesthésique va voir le jour.

Vers la fin de 1846, Simpson, d'Edimbourg, propose de remplacer l'éther par le chloroforme, découvert déjà en 1831 par notre compatriote Soubeiran;

mais, seules, les expériences concluantes de Flourens, communiquées à l'Académie, le 8 mars 1847, assurent le triomphe du chloroforme sur l'éther et déterminent les opérateurs à se servir de ce précieux liquide.

A partir de ce moment, la chirurgie entre dans une ère nouvelle.

Pour les opérés, la douleur n'existe plus ; pour les chirurgiens, c'est la sécurité opératoire assurée, c'est-à-dire le temps nécessaire pour faire bien, sans commettre d'oubli, de fautes graves, et ainsi rendre plus certaine la réussite.

Il est assez difficile aujourd'hui de se faire une idée d'une salle d'opérations d'autrefois ; il faut lire les auteurs anciens, ou seulement remonter à la période napoléonienne pour se représenter un pareil tableau.

En ces temps de luttes et de massacres, on opère partout où l'on se trouve : en pleine campagne ou dans une habitation où les blessés sont souvent amenés presque exsangues et entassés pêle-mêle. La table d'opérations est un meuble quelconque, le chirurgien a des allures de boucher et ses aides ne lui cèdent en rien en brutalité. A peine ont-ils saisi et ligotté le patient, que celui-ci, s'il n'est à moitié mort de frayeur, commence à gémir. A mesure que l'opération avance, ses cris redoublent, se mêlant aux imprécations du chirurgien qui se plaint de ses aides, de leur défaut d'énergie et termine son œuvre, non pas toujours *tuto, cito et jucunde*, mais péniblement, au milieu d'un vacarme déchirant et de véritables mares de sang.

La scène ne se ressemble pourtant pas toujours.

On a souvent raconté l'histoire du vieux grenadier fumant sa pipe pendant qu'on lui ampute la cuisse ou le bras; mais, si le fait est vrai, on en a souvent exagéré la fréquence pour donner du courage à certains patients.

Aujourd'hui, pareil subterfuge est inutile, le chloroforme est là pour donner du cœur; on sait qu'on ne souffrira pas. Le tableau n'est plus du tout semblable. Le blessé, qui doit subir une opération, est le plus souvent endormi quelques instants auparavant par un aide, et c'est seulement quand sa sensibilité est éteinte, qu'il est apporté sous le couteau du chirurgien. Celui-ci a le temps de se rendre compte de son état, et ce n'est qu'en parfaite connaissance de cause qu'il fait telle ou telle section, telle ou telle ponction. Tout se passe non seulement en silence, mais avec une propreté telle, que l'un de nos plus grands chirurgiens des hôpitaux opère en habit noir, sans se faire jamais une seule tache. On conçoit donc fort bien qu'une semblable facilité d'agir ait puissamment contribué aux progrès de la chirurgie.

Aujourd'hui, le malheureux qui a

besoin d'elle, ne la redoute plus, et ceux qui la pratiquent trouvant toujours devant eux des sujets de bonne volonté, peuvent avoir toutes les audaces. On ouvre et on referme, maintenant, un ventre avec autant de désinvolture qu'une malle de voyage.

On voit, par cette comparaison, peut-être un peu macabre et risquée, à quel degré de perfection est arrivée la chirurgie actuelle, grâce à l'anesthésie; on ne doit donc pas s'étonner si, en ce moment, nous pensons, nous médecins, à célébrer le cinquantenaire d'une si remarquable découverte.

En cette circonstance, nous ne serons pas égoïstes. Comme cette découverte a profité autant et plus même aux profanes qu'à nous, ceux-ci seront, paraît-il, conviés aux fêtes qui seront données prochainement a cette occasion.

Comme délégué de l'Association des médecins de l'Oise, j'aurai l'honneur d'y assister, et je suis persuadé que je ne rencontrerai que des gens heureux de témoigner leur reconnaissance a la science qui est arrivée à supprimer la douleur.

Senlis, 25 octobre 1896.

IX

L'hygiène de l'automne et le jour des Morts

L'automne que nous traversons jette
partout la désolation. Avec les rafales
de neige qui ont déjà couronné les
sommets de nos montagnes, des torrents d'eau sont venus noyer les récol-
tes de la saison, et rendre plus impé-
tueuses et larges les rivières de notre
pays. Partout on n'entend que plaintes,
que récriminations, et l'hiver s'avance
bien rude pour le malheureux. Dans
les régions vignobles de la contrée,
c'est à peine si une récolte, prévue
comme abondante et meilleure que par
le passé, a pu se faire, et le vin, ce médicament de choix pour les vieillards
et les débilités, ne sera pas ce qu'il
aurait dû être. Tel qui, sortant de faire
une longue maladie, comptait sur le
pur jus de la treille pour reprendre des
forces, est forcé de s'en passer et d'at-
tendre les beaux jours. C'est qu'ils sont
encore loin, ceux-ci ! Avant de voir
poindre les premiers rayons d'un soleil
printanier et réparateur, on aura bien

des tempêtes à subir, bien des avaries à supporter : c'est le moment de se préparer à la lutte.

Le froid paraît devoir être, en effet, plus précoce et plus vif que les années précédentes, si l'on en croit les savants ; aussi ne saurais-je trop recommander aux ménagères de préparer les habits d'hiver pour les êtres qui leur sont chers et dont elles ont la garde.

C'est aussi le moment, pour les femmes de précaution, de tirer de leurs armoires les fleurs et les plantes pectorales qu'elles ont récoltées en été et qu'elles y ont renfermées avec soin pour les besoins de la saison froide.

C'est que l'automne et l'hiver amènent avec eux tout un cortège de misères physiques. Ce sont les rhumes, les grippes, les rhumatismes, les névralgies ; il va falloir des boissons émollientes, aromatiques et calmantes. Heureux celui qui, cloué à la chambre par la maladie, sent à son chevet une compagne dévouée, infirmière improvisée, qui guérit autant avec son cœur et ses breuvages édulcorés par le dévouement, qu'avec la magistrale ordonnance ! L'influence morale est énorme, quoi qu'on en dise, et je pourrais citer plus d'un mortel qui a échappé au trépas, grâce aux encouragements, aux bonnes paroles de son entourage. Car, c'est de mode aujourd'hui de parler de maladies, de morts, de cimetières ; ne sommes-nous pas dans la semaine noire ?

Dans les grandes villes, les vastes nécropoles aux monuments blancs, aux innombrables croix, retentissent d'un tumulte inaccoutumé, et leurs allées, si droites et si régulières, sont sillonnées d'habits noirs.

Dans le modeste village où le silence du champ du repos n'est troublé d'habitude que par le murmure du vent dans les saules pleureurs ou les peupliers maigres et efflanqués, la vieille porte vermoulue grince plus souvent sur ses gonds rouillés, et ce sol inculte est piétiné davantage.

Partout, dans la cité comme au hameau, c'est sous une pluie de fleurs, chrysanthèmes ou immortelles, que les sépultures disparaissent; les guirlandes voilent même aux regards les noms des défunts, la mémoire du riche et du pauvre est noyée dans le même océan de douleurs : c'est encore un côté de l'égalité devant la mort.

Je voudrais, avec tous ceux qui sentent vivement, qui se souviennent des êtres chers qu'ils ont perdus, aller, moi aussi, verser une larme furtive sur le tombeau de famille; mais ma tâche est ici toute d'utilité et non de sensiblerie, je dois y rester terre à terre, c'est absolument le cas de le dire.

A propos du jour des morts, il est assez naturel, comme chroniqueur médical, de parler de l'hygiène des cimetières.

C'est là une question qui a été fort

agitée, que j'ai traitée moi-même déjà dans ce journal, mais qui n'est pas encore absolument éclaircie.

Jusqu'ici, on a généralement admis, et tous les règlements administratifs sont édictés en ce sens, que les sépultures pouvant contaminer le sol et l'eau, on devait éloigner absolument des agglomérations d'individus, des rivières et des sources, les cimetières.

Aujourd'hui, la science, armée du microscope et plus au courant du monde des infiniment petits, a travaillé de nouveau le sujet, et je trouve, dans un récent ouvrage, des renseignements fort intéressants que je donne à mes lecteurs.

« M. Lœsener a recherché expérimentalement si l'ensevelissement de corps de morts de maladies infectieuses peut contaminer le sol.

» Les terrains d'expérience ont été choisis de telle façon que, dans une première série d'expériences, la nappe d'eau affleurait le fond des fosses, tandis que, dans une seconde série, cette nappe était beaucoup plus éloignée.

» L'examen bactériologique du sol avait démontré que les bactéries, assez nombreuses près de la surface, diminuaient peu à peu à mesure qu'on descendait, pour disparaître à deux mètres de la surface, sauf dans les points immergés par la nappe.

» Des cadavres d'animaux morts de

choléra, de charbon, de tuberculose et de diverses maladies contagieuses ont été enterrés dans des fosses ayant une profondeur d'un mètre et demi à deux mètres, après avoir été placés dans des cercueils en bois.

» Dans le sol qui enveloppe ces cercueils, on n'a pas trouvé le bacille typhique ; le vibrion cholérique a été retrouvé plusieurs fois, mais après une inhumation de 7 à 28 jours ; le bacille de la tuberculose, après une inhumation de 60 à 95 jours et rarement. M. Lœsener a mis en évidence des bacilles du tétanos au bout de 234 jours et ceux du charbon au bout de 337 jours. Mais les résultats positifs obtenus doivent être considérés comme rares, si on les compare aux nombreux résultats négatifs.

» L'exhumation des cadavres de cholériques, de typhiques et de tuberculeux n'offrirait donc de danger que pendant peu de temps, et la souillure du sol par les cadavres ensevelis est peu à craindre. »

Malgré ces belles recherches, je pense que rien ne sera modifié à la législation en vigueur, et j'estime qu'on aura raison, tant que l'incinération, qui paraît répondre à la perfection hygiénique en matière de sépulture, ne sera pas passée dans nos usages.

Qu'il me soit permis, maintenant que j'ai terminé mon article hebdomadaire, de faire comme le vulgaire, de garder une pensée pour ceux qui ne sont plus.

Cette année, c'est la confraternité qui me l'inspirera ! Je veux me transporter, par l'imagination, bien loin au delà des mers, là-bas, sur le sol marécageux, qui va de Majunga à Tananarive, et envoyer, du fond du cœur, un triste souvenir aux médecins qui, avec une armée entière, ont succombé loin de la mère patrie.

L'accomplissement de ce pieux et patriotique devoir me paraît suffisant, pour moi, à la célébration du jour de l'année consacré à la mémoire des morts.

1er novembre 1896.

X

Inondations et hygiène consécutive

Je n'aurai pas besoin cette semaine
de me creuser la tête pour inventer
ma chronique médicale; j'ai un sujet
tout trouvé et fort intéressant. Il me
suffit, en effet, d'ouvrir n'importe quel
journal pour voir partout nos vallées
inondées et la désolation semée aux
quatre coins du pays. Je serais presque tenté de m'écrier comme l'illustre
Maréchal : « Que d'eau! que d'eau! »
mais je trouve les conseils plus pratiques dans le cas présent que les excla-
mations même les plus sympathiques.

Étant né sur les bords d'une rivière,
et y ayant passé les plus belles années
de mon enfance, je puis malheureusement parler d'inondations en parfaite
connaissance de cause.

Inondation est pour moi synonyme
de ruine, de maladie, de désolation enfin.

J'ai vu des digues se rompre, j'ai vu
des torrents fangeux et bouillonnants
se précipiter au loin dans la plaine,
entraînant tout dans leur course folle.

J'ai assisté à la submersion de troupeaux entiers, à l'arrachement d'arbres gigantesques, à l'écroulement de riches maisons et de pauvres chaumières. J'ai entendu les cris désolés des mères emportant leurs enfants dans les bras et fuyant le flot montant, montant toujours ; puis, après ces instants d'affolement, la crue a cessé, l'eau s'est retirée et je suis resté témoin d'une réelle dévastation.

Je n'évoquerai pas aujourd'hui le souvenir d'un des plus terribles accidents de l'année dernière, la catastrophe de Bouzey ; je me contenterai de parler brièvement des dégâts les plus communs constatés dans les cités qui bordent les cours d'eau, et des mesures à prendre pour leur a-sainissement, lorsque les rivières sont rentrées dans leurs lits.

Les eaux, en se retirant, laissent toujours sur le sol une énorme quantité de limon et de matières organiques, animaux ou plantes qui, au bout de très peu de temps, répandent au loin une odeur *sui generis*, nauséabonde et malsaine. Celui qui n'a pas vu ces choses ne peut s'imaginer combien alors s'imposent de précautions, non seulement au point de vue de la sécurité, mais surtout de la salubrité.

D'abord, il faut prendre garde aux murailles lézardées, aux fondations minées par l'eau et se méfier des éboulements qui, si souvent, ont fait des victimes. Puis, après une inspection sérieuse, confiée bien entendu à un homme compétent, on recherchera le dessèchement du sol et des habitations en favorisant, par un drainage intelligent, l'écoulement des eaux et on désinfectera, au moyen d'une solution de sulfate de cuivre à 5 pour 100, les boues qui auront pu ruisseler jusque dans les caves et y séjourner.

La prudence la plus élémentaire commande aux habitants de ne rentrer dans leurs maisons qu'après les avoir assainies.

Pour cela, on devra d'abord enlever tous les détritus qui les encombrent, soulever les planchers pour sécher le dessous, gratter les dépôts vaseux sur les murs et badigeonner ensuite ceux-ci à la chaux.

Quant aux objets de literie, s'ils sont réellement endommagés, il ne faudra guère songer à les utiliser. Le mieux serait évidemment de les détruire par le feu, mais on ne peut pas toujours faire un tel sacrifice. Dans ce cas, les taies des matelas seront lavées, désinfectées à l'étuve et soigneusement séchées ensuite.

On aérera, on ventilera largement les habitations, et on fera, toutes fenêtres et portes ouvertes, un feu bien flambant. Dans cette opération, on commencera par le rez-de-chaussée qu'on n'habitera qu'en dernier lieu et lorsqu'il sera bien sec.

Le logis étant parfaitement et soigneusement assaini, il faudra songer aux fosses d'aisances, aux conduites, aux écuries et ne pas oublier de procéder à leur désinfection et aux réparations nécessaires. Cette désinfection pourra être faite au moyen de la solution de sulfate de cuivre déjà donnée ou de bichlorure de chaux.

Il est bien juste, après s'être occupé des hommes, de s'occuper des bêtes ; aussi, sera-t-il nécessaire de procéder à un examen attentif des fourrages qui pourront être, selon leur degré de submersion ou de contamination par la vase, enfouis ou brûlés ou bien encore servir de litière. Si on les croit contaminés, ils ne seront jamais employés à la nourriture du bétail.

En ce qui concerne l'eau devant servir à l'alimentation, les plus scrupuleuses précautions doivent être prises ; car les puits, les citernes, les sources mêmes sont généralement contaminées par des infiltrations. On devra donc procéder le plus promptement possible aux réparations nécessaires, et si on a quelque doute, faire bouillir l'eau d'alimentation, c'est la précaution indispensable.

Cela dit, et surtout compris et observé, le citoyen, travailleur ou bourgeois va reprendre aisément possession de son domicile ; et, s'il a des rentes, il ne lui en aura pas coûté beaucoup. Mais, le mercenaire, celui qui sue pour les autres, qui ramasse la boue, qui gratte les murailles, qui désinfecte, il est humain de l'empêcher de s'infecter lui-même.

Pour arriver à ce but et lui rendre les miasmes paludéens méprisables, il ne faudra le mettre au travail qu'à l'heure où la brume du matin sera entièrement dissipée, et où celledu soir ne s'étendra pas encore sur la campagne. Cet ouvrier sera en outre habillé chaudement, ne devra pas travailler à jeun, mais soutenu par des boissons toniques : café, thé, groogs au rhum et, à la rigueur, comme je l'ai fait pratiquer moi-même, il prendra, matin et soir, des doses légères de sulfate de quinine. Grâce à ces mesures, à une fatigue modérée, les accidents provenant d'émanations telluriques pourront être évités.

En écrivant cet article, je crois remplir en ce moment un devoir d'hygiéniste ; je souhaite qu'il soit lu dans les contrées qui ont le malheur d'être inondées, certain que j'aurai rendu ainsi un service à l'hygiène publique.

Senlis, 8 novembre 1896.

XI

**Instructions à remettre par les institu-
teurs aux familles des écoliers atteints
de maladies épidémiques et contagieuses (1).**

N'ayant pas la prétention d'accapa-
rer dans les colonnes du journal le
monopole de l'hygiène, mais désirant
surtout faire œuvre utile, je crois bon
de reproduire aujourd'hui les documents suivants que je trouve dans un
récent ouvrage, l'*Enfant*, de M. A. Franklin.

Médecin-inspecteur des écoles et
chargé d'un service d'assistance publique depuis longtemps déjà, j'ai pu
me rendre compte de l'ignorance dans
laquelle vivent la plupart des familles
au sujet de la salubrité la plus primi-
tive, et des bienfaits que, par leurs conseils, peuvent leur procurer les instituteurs.

En fournissant à ceux-ci des instructions précises à l'usage des parents

(1) Ces documents sont extraits du récent ouvrage
de M. Alfred Franklin, *L'Enfant*, chez Plon, Paris,
1896.

souvent embarrassés pour prendre des mesures de prophylaxie ou de désinfection, c'est combler une lacune et rendre un grand service à l'hygiène scolaire d'abord et à la santé publique ensuite.

PENDANT LA MALADIE. — Dès qu'une maladie contagieuse se montre dans une famille, il faut immédiatement faire appeler un médecin, parce que toutes ces maladies peuvent être graves et doivent être soignées. C'est aussi parce que le médecin, en veillant à ce que la présente instruction soit suivie et en prescrivant les mesures complémentaires qu'il jugera utiles pour chaque maladie en particulier, pourra éviter la propagation de la maladie dans la famille du malade et dans la commune.

On ne doit jamais avoir peur des maladies épidémiques ou contagieuses, car on peut sûrement empêcher leur développement, en détruisant les germes qui les produisent.

Ces germes sont des corps très petits, qui peuvent se loger partout : dans les fentes du plancher ou du carrelage, sur les murs, dans les rideaux et les tapis, dans le linge et les vêtements, dans l'eau et dans les aliments, etc.

Les mesures indiquées ci-après ont pour but d'empêcher les germes de s'accumuler et de les détruire partout où ils peuvent se rencontrer.

Chambre du malade. — La chambre du malade doit être tenue très propre, bien aérée, convenablement chauffée, selon la saison et selon l'ordonnance du médecin.

La chambre du malade doit renfermer aussi peu de meubles que possible, pas de tapis ni de rideaux.

Il est préférable que le lit soit au milieu de la pièce et jamais dans une alcôve.

Autant que possible, le malade sera placé dans une chambre où il soit tout seul avec la personne qui le soigne et qui doit n'avoir, avec les autres personnes de la famille ou de la maison, que des relations indispensables. L'entrée de la chambre sera particulièrement interdite aux autres enfants.

Il ne doit y avoir dans la chambre aucune provision de lait ou d'aliments quelconques, aucune boisson ou tisane, à moins que ce ne soit dans des récipients bien clos. Il vaut mieux que les aliments ou boissons ne soient apportés dans la chambre du malade qu'au fur et à mesure des besoins, et ce qui n'est pas immédiatement consommé doit être, après que le malade y a touché, brûlé ou jeté dans un vase uniquement affecté à cet usage.

Il est très utile de placer auprès du malade un bol contenant un peu d'eau dans lequel il crachera. Il y a un grand intérêt, en effet, à maintenir humides les crachats qui, étant secs, se répandent dans l'air sous forme de poussière et peuvent ainsi propager la maladie.

Le contenu du bol doit être jeté dans un vase spécial, après la visite du médecin.

Pendant toute la durée de la maladie, on tient toutes les pièces d'habitation très propres, on les aère, par l'ouverture des fenêtres, pour laisser entrer l'air et le soleil le plus longtemps possible tous les jours.

Nettoyage de la chambre. — Pour nettoyer la chambre, il ne faut pas la balayer, de crainte d'agiter les poussières qui peuvent contenir des germes et transmettre la maladie aux autres personnes de la famille, de la maison ou des maisons voisines ; il faut, au contraire, soit répandre sur le sol de la chambre de la sciure de bois humide, soit l'essuyer avec un linge humide. On doit ensuite laisser séjourner pendant une heure dans l'eau bouillante et rincer ce linge, puis brûler les balayures dans le foyer. S'il n'y a pas de feu allumé, ces balayures seront mises dans le vase spécial dont il a été parlé au paragraphe précédent.

Désinfection des vêtements, draps, etc. — Aucun des effets, linge de corps, vêtements, draps, qui ont servi au malade, ne doit être secoué par la fenêtre ; on les mettra dans une boîte, un panier ou un sac, jusqu'à ce qu'il soit procédé à leur désinfection.

Pour la désinfection des draps blancs ou de couleur, des linges et étoffes (toile, laine, coton), on les plonge dans l'eau maintenue bouillante à gros bouillon, pendant une heure au moins, puis on les porte de suite à la lessive.

Ces modes de désinfection sont remplacés par l'étuve à vapeur sous pression, s'il en existe une dans la commune.

Pour désinfecter les objets de cuir et les chaussures, on les lave soigneusement avec une solution antiseptique (solution d'acide phénique à 5 grammes pour 100 grammes d'eau, ou solution de sublimé à 1 gramme pour 1.000 grammes d'eau et 2 grammes de sel marin).

Ces opérations, quand elles sont faites avec soin, n'altèrent pas sensiblement les objets.

Désinfection des déjections. — Aucune des déjections du malade, urine, matières fécales, crachats, vomissements, ne doit être répandue sur les fumiers ou dans les cours d'eau, ni jetée sur le sol.

Ces déjections, comme les résidus du balayage, comme l'eau du lavage à l'eau bouillante des effets et des vêtements, doivent être transportées dans le vase spécial, qui doit être toujours rempli à moitié au moins d'une solution de sulfate de cuivre (50 grammes de sulfate de cuivre par litre d'eau).

Ce vase doit être vidé dans les cabinets d'aisances ou dans un trou en terre, à demi rempli de chaux vive et creusé à une grande distance des puits et cours d'eau.

Le vase est lavé sur place même, avec la solution de sulfate de cuivre, avant d'être reporté dans la chambre du malade.

Personnes qui soignent les malades. — Les personnes qui soignent un malade ne doivent ni manger ni boire dans sa chambre. Elles ne doivent jamais quitter cette chambre sans s'être lavé très soigneusement les mains au savon. L'eau qui aura servi au lavage des mains est versée dans le vase spécial, et celui-ci est ensuite vidé dans les cabinets d'aisance.

Eau de boisson. — L'eau servant à boire, à cuire les aliments et à prendre les soins de propreté pour le malade, doit être bouillie. Tous les membres de la famille doivent aussi faire usage d'eau bouillie pendant le temps de la maladie ou de l'épidémie.

APRÈS LA MALADIE. — *Désinfection.* A la fin de la maladie, tous les objets qui garnissent la chambre du malade doivent y être laissés jusqu'après la désinfection, qui doit être faite le plus tôt possible pour tous ces objets sans exception, qu'ils aient ou non servi au malade.

Pour les effets, linges de corps, vêtements, draps, couvertures, etc., on procède à la désinfection comme il est dit plus haut.

Pour les meubles, traversins, oreillers, etc., on en découd l'enveloppe qu'on lave à l'eau bouillante, comme il est dit plus haut pour les draps ; le contenu (laine, crins, varech, plume, paille, etc.) est soit brûlé, soit lavé de la même façon.

Pour désinfecter la chambre, on lave les murs, le plafond et surtout le sol (plancher, carrelage ou terre battue) avec une solution d'acide phénique à 5 gr. pour 100 gr. d'eau, ou avec une solution de sublimé à 1 gr. pour 1.000 additionnée de 2 gr. de sel marin pour 1 litre d'eau, avec une solution de crésyl à 5 gr. par 1.000 lit. d'eau. Le sol est ensuite épongé et essuyé avec soin. Si les murs sont blanchis à la chaux, on devra toujours procéder à un nouveau blanchissage de la surface.

Il pourra être pris, sur l'avis du médecin, d'autres mesures de désinfection suivant les cas.

S'il existe un service spécial de désinfection dans la commune ou à proximité, il devra être fait appel à ce service, qui sera seul chargé de la désinfection.

Tout le monde a intérêt à prendre

chez soi les précautions nécessaires pour empêcher que la maladie se transmette aux autres membres de la famille et aux voisins.

Tout le monde a intérêt à ce que son voisin prenne des précautions chez lui quand il y a un malade atteint d'une maladie contagieuse.

La présente instruction est applicable à toutes les affections épidémiques et contagieuses des adultes : choléra, fièvre typhoïde, diphtérie (croup, angine couenneuse), scarlatine, rougeole, suette, typhus, dysenterie épidémique, phtisie.

15 novembre.

XII

Hiver et huile de foie de morue

Nous allons à grands pas vers l'hiver; mais, cette année, c'est d'une façon bizarre que nous nous acheminons vers cette saison glaciale.

Après des pluies incessantes, une humidité pénétrante nous envahit et une brume épaisse recouvre notre beau pays.

Malgré ce temps propice aux épidémies, aux maladies de tout genre, on n'entend pourtant pas trop de plaintes. Les médecins seuls gémissent de l'oisiveté dans laquelle ils vivent. L'*influenza traditionnelle* semble avoir repris, avec le Czar, le chemin de la Russie, d'où elle nous était venue en 1890, et les affections chroniques seules font les frais de toutes les clientèles.

Malgré l'état déplorable du temps, il n'y a pourtant pas lieu de s'étonner outre mesure. Cette quasi perfection de l'état sanitaire actuel est certainement due aux progrès de l'hygiène. Tout l'honneur en revient donc aux praticiens eux-mêmes, et, dans quelques

années peut-être, ils auront intérêt à
adopter la règle de conduite de certains
docteurs chinois, qui ne se font payer
par leurs clients que proportionnelle-
ment à leur bonne santé.

Malheureusement, si l'hygiène a pu
diminuer, cette année, les maladies
épidémiques et contagieuses, elle est,
jusqu'ici, restée impuissante contre la
tuberculose, dont la forme la plus
commune est la phtisie pulmonaire. On
entend donc, en 1895, à cette saison,
autant de tousseurs que précédemment.
Et, comme suivant l'usage, l'huile de
foie de morue continue à être préconisée contre les rhumes et autres affections des voies respiratoires, il est assez
naturel que j'en fasse le sujet de ma
causerie d'aujourd'hui.

L'huile de foie de morue est généralement extraite d'un poisson désigné
en histoire naturelle sous le nom de
gadus morrhua, autrement dit cabil-
laud. Celui-ci se pêche en août et septembre à Terre-Neuve et sur les côtes
d'Islande, et sa pêche constitue un
commerce important pour toute une
population maritime de notre pays.

L'huile de foie de morue, qui se dis-
tingue des huiles végétales par sa com-
position chimique et par son odeur et
sa saveur nauséabondes de poisson,
est blanche, ambrée, blonde ou bien
brune ou encore noire. De cette variété,
je ne m'occuperai pas, car elle est à
rejeter. Je laisserai aussi de côté les

différents procédés de fabrication, pour ne parler que des propriétés, des usages et du mode d'emploi de ce corps gras médicamenteux, tant apprécié et justement populaire.

Pendant longtemps on a attribué à différents corps, tels que l'iode, le brome, les propriétés bienfaisantes de l'huile de foie de morue. Aujourd'hui, grâce aux recherches de Gauthier, de Mourgues et d'autres chimistes de valeur, on peut ainsi résumer son action.

Elle agit par ses corps gras, par son phosphore à l'état de combinaison organique et par ses alcaloïdes qui excitent le système nerveux et, de cette façon, impressionnent l'économie entière.

Sous son influence, les malades augmentent de poids, deviennent plus forts ; le sang se montre plus riche en globules rouges, la respiration se fait plus aisément, l'appétit est meilleur enfin ; on assiste souvent à de vraies résurrections.

C'est surtout dans la phtisie pulmonaire qu'elle peut être appréciée avec un réel avantage ; ce qui l'avait fait considérer, par mon vénéré maître Pidoux, comme un spécifique de cette affection. Il n'en est, hélas, pas ainsi ; mais on peut affirmer que toutes les fois qu'un état fébrile n'existera pas pour entraver la digestion, elle fera merveille.

On pourra l'utiliser encore avec succès dans la scrofulose sous toutes ses formes, dans le rhumatisme chronique, d'après certains médecins anglais, enfin dans tous les états dits de misère physiologique.

Il y a quelque temps on l'a conseillée comme prophylactique contre la *grippe épidémique*. Je n'ai pu encore contrôler cette opinion, mais je puis affirmer, d'après ma pratique journalière, que l'huile de foie de morue fait le plus grand bien chez les personnes incommodées, surtout par le froid humide. J'ai remarqué que des enfants débiles, toussant habituellement à l'approche de l'hiver, étaient promptement soulagés par l'emploi de l'huile de foie de morue. Ce n'est pas toujours facile d'arriver à la leur faire prendre, aussi est-il utile de parler des différents moyens employés à cet effet.

Ceux-ci sont aussi variés que nombreux, et chacun semble avoir une façon particulière d'absorber le remède. Les uns le prennent dans du café, du thé, du lait, de l'eau-de-vie; d'autres se gargarisent auparavant avec un mélange aromatique, d'autres boivent leur huile dans un bock de bière mousseuse (procédé qui réussit assez bien); d'autres enfin se contentent d'eau ordinaire. Quoi qu'il en soit, l'huile de foie de morue est, à peu près pour tout le monde, désagréable à boire; aussi a-t-on inventé des cuillères à couvercle, des biberons à doubles goulots, etc., etc... Ce n'est pas ici le lieu de décrire ces innombrables trucs, mais je veux, avant de terminer, dire quelques mots sur le moment de prendre l'huile de foie de morue et sur ses doses ordinaires.

Je n'ai pas encore oublié mon temps de collège et la physionomie qu'y présentait chaque matin l'infirmerie. Immédiatement après le réveil, on y alignait à la file huit à dix petits verres à liqueur remplis d'huile de foie de morue, et chaque bambin chétif en avalait rapidement le contenu, récompensé ensuite par une pastille de menthe. Chez les uns, la digestion se faisait bien, chez d'autres, l'ingestion du médicament était suivie d'éructations et parfois de vomissements. Cet accident, fréquent du reste, était dû à la vacuité de l'estomac. On l'a si bien compris depuis, que tous les praticiens conseillent de ne prendre l'huile de foie de morue que lorsque l'estomac contient déjà des aliments. Si, malgré toutes ces précautions, ce médicament n'était pas toléré, on devrait l'additionner de 55 centigrammes d'éther par 15 grammes, ce produit jouissant de la propriété d'augmenter la sécrétion du suc pancréatique qui digère la graisse.

En ce qui concerne les doses à prendre, les auteurs ne sont pas d'accord; mais pourtant on peut aller, chez l'adulte, de 30 à 300 grammes, à la condition que l'intolérance ne se manifestera pas par de la diarrhée.

On conçoit aisément, comme je l'ai fait remarquer du reste précédemment, que ce médicament étant désagréable au goût, on ait cherché à le remplacer ou en supprimer la saveur dans la bouche. Je ne veux pas parler de ces succédanés, huiles de raie, de squale, de pied de bœuf, huiles iodée et phosphorée, glycérine, qui ne la remplacent nullement ; ce que je veux, c'est signaler l'existence de capsules gélatineuses, dans lesquelles on la trouve incorporée. Le procédé est certainement ingénieux ; mais il nuit à la facilité de la digestion et n'est pas à la portée de toutes les bourses. Le mieux sera donc d'absorber l'huile de foie de morue blonde, la meilleure de toutes, en nature, et jamais ce médicament populaire ne s'est trouvé plus utile que par le temps de froid humide et brumeux que nous traversons

Senlis, 22 novembre 1896.

XIII

La croisade contre l'alcoolisme

Depuis fort longtemps on parle de l'alcoolisme, et, par tous les moyens, on cherche à combattre cette plaie sociale. Malheureusement, en dehors de la loi contre l'ivresse, qui date d'une vingtaine d'années seulement, et qui est due à l'initiative du docteur Th. Roussel, tous les efforts tentés semblent n'avoir eu qu'un résultat purement illusoire.

Aujourd'hui, la période d'action paraît commencer, et, comme depuis quelques années le monopole de l'alcool a été signalé comme devant atténuer les progrès du fléau, la question est mise à l'étude.

Par un décret spécial, le ministre des finances vient de créer une commission dans laquelle je relève les noms des docteurs Berthelot, Bourgoin, Brouardel, Cot, Labbé, Laborde, Lancereaux, Lannelongue, Quittard, H. Ricard et Richard.

Parmi ces savants confrères, trois déjà, MM. Laborde, Lannelongue et Lancereaux, ont fait des travaux considérables sur l'alcoolisme, c'est dire que le gouvernement a tenu à s'entourer de toutes les lumières.

D'un autre côté, les sociétés médicales, qui, il faut le dire de suite, ont depuis longtemps donné le signal de cette croisade antialcoolique, accentuent encore le mouvement. Ainsi, à la Société de médecine publique et d'hygiène professionnelle, à laquelle j'ai l'honneur d'appartenir, on a commencé la discussion du projet d'avis que je crois utile de donner ci-dessous :

« I. — L'alcool, produit par une fermentation régulière, quelle que soit son origine (vin, bière, cidre, etc.), est une substance dont l'usage modéré est sans inconvénient. Pris au delà d'une certaine dose, il devient un poison qui a les effets les plus funestes sur la santé physique et morale de la population, et, subsidiairement, sur les dépenses croissantes d'assistance pour les hôpitaux et pour les asiles des aliénés.

» II. — Le danger est augmenté, soit par l'existence, dans les alcools mal ou non rectifiés, d'impuretés, comme le furfurol, le fusel, etc., soit par l'addition de bouquets artificiels, huiles de vin, aldéhydes et essences diverses, toutes substances qui sont de vrais poisons.

» III. — La solution hygiénique du problème de l'alcoolisme consiste donc à la fois à diminuer le plus possible le

chiffre de la consommation et la toxicité du produit consommé.

» IV. — Au point de vue de la quantité, il est du plus grand intérêt, pour la
santé physique et morale de la population, de diminuer les occasions et la
tentation des boissons alcooliques. A
cet effet, il y a lieu d'assurer la surveillance rigoureuse des débits déjà exis-
tants, de limiter leur nombre et de rendre moins facile la création de débits
nouveaux.

» V. — Au point de vue de la qualité,
c'est-à-dire de la toxicité due aux impuretés contenues dans les alcools non
rectifiés, la purification doit en être faite
de façon à ramener ces impuretés à un
minimum, et leur rectification doit être
assurée par le contrôle de l'Etat.

» VI. — Les mêmes raisons comman-
dent l'abolition du privilège des bouil-
leurs de cru, car ce privilège fait entrer
à vil prix dans la consommation des
eaux-de-vie mal distillées et d'une toxicité d'autant plus grande ; il contribue
d'une façon notable à l'augmentation
croissante de l'alcoolisme.

» VII. — L'addition des bouquets artificiels, huiles de vin, aldehydes et essences, doit être sévèrement réglementée.

» VIII. — Il y a lieu de vulgariser la
connaissance des dangers qui résul-
tent, pour la santé et pour la vie, des
abus de l'alcool et de la toxicité des
produits contenus dans les liqueurs de
consommation, par des cours et des

conférences expérimentales, et par l'action morale, sous toutes ses formes, dès la période scolaire. »

Ayant depuis longtemps soutenu devant la Société en question l'utilité qu'il y aurait à vulgariser davantage, dans nos écoles primaires, les premières notions d'hygiène, je crois indispensable de demander l'inscription au programme de tout ce qui peut inspirer l'horreur de l'alcool. Pour réussir, il ne faut pas prendre l'homme à l'âge adulte, mais diriger son hygiène dès l'enfance. Plusieurs médecins ont déjà traité la question. L'un d'eux, notamment, en donnant du chloroforme à des enfants sur le point de subir une opération chirurgicale, a fait remarquer que l'alcoolisme était assez fréquent avant l'âge mûr, ayant constaté que ces enfants étaient souvent réfractaires à l'action de l'anesthésique de Soubeiran. Mais l'étude que je trouve la plus intéressante à ce propos et la mieux documentée, est due au Dr Baratier. Je la donne à nos lecteurs sous son titre l'*Alcool et l'Enfance*, comme je la cueille dans l'*Echo médical* de Lyon :

« L'histoire nous apprend qu'à Lacédémone, Lycurgue, au dire de Plutarque, faisait enivrer des Ilotes pour inspirer aux citoyens et aux jeunes Spartiates le dégoût de l'ivrognerie, et qu'à Athènes, Dracon punissait de mort les gens trouvés ivres sur la voie publique.

» Cette thérapeutique devait être féconde en heureux résultats et produire d'excellents effets, puisque, grâce à elle, tant qu'elle fut en honneur, les Lacédémoniens et les Athéniens, alors non alcoolisés, purent passer, à juste raison, pour être de robustes et solides guerriers ; cette coutume de sobriété fut tellement probante que, dès le commencement de l'époque de la Décadence, où ces préceptes furent abandonnés, apparut le résultat final, et que ce résultat fut le signal d'un désastre complet.

» De nos jours, loin de montrer aux enfants ou aux adolescents les funestes et terribles conséquences de l'ivrognerie habituelle, on fait tout ce que l'on peut pour développer chez eux ce penchant malheureusement trop naturel, et amener peu à peu, de la sorte, l'être humain à la déchéance définitive.

» Actuellement, dans les villes, dans les villages ou les hameaux, la vue d'un homme ivre n'est pour l'enfant qu'un simple amusement, qu'un spectacle réjouissant ; il ne retire le plus souvent de cet exemple, de cette leçon vue, qu'une envie précoce, celle d'être en âge de pouvoir s'enivrer et d'en trouver les moyens, peu importe comment.

» Ces tristes exemples d'hommes ivres, se traînant ou se faisant traîner

dans les rues, faits qui se reproduisent
des centaines et des milliers de fois par
jour, n'inspirent donc plus, chez les
jeunes adolescents de nos jours, le dégoût provoqué autrefois par l'ivresse
publique. Ce fait est caractéristique et
il tient à une chose spéciale : à *l'alcoolisme héréditaire*, à une *essence*, une
pure entité morbide, dues à l'alcool, qui
permettent, dès le jeune âge, de tr uv-
ver naturelle cette ivrognerie ancrée
dans l'homme par suite de l'évolution
de l'être : l'homme a bu de l'alcool, il
en boit, il en boira ; c'est pour lui une
nécessité absolue, une fatalité innée, qui
existera et qui persistera jusqu'au moment où, par suite de longues années
passées dans la sobriété absolue, per-
manente et complète, l'homme pourra
alors se reprendre à lui-même et en-
rayer, dans sa descendance, cette déchéance organique due à l'alcoolisme
chronique.

» De ce fait il résulte actuellement
que l'enfant qui ne s'est pas encore
rendu alcoolique par lui-même, qui n'a
pas encore absorbé et ingéré de l'alcool, se trouve néanmoins placé sous
l'influence de l'alcoolisme par suite
d'hérédité ; il est alcoolique à l'état
latent, le germe de l'hétylisme se trouve
en lui, et ce germe n'attend, par suite
d'un atavisme physiologique et psychologique, que la circonstance fortuite,
qui, en l'espèce, sera l'âge adulte et ses
conséquences, pour éclater au grand

jour avec des phénomènes spéciaux dus à une intoxication de longue date, dès longtemps préparée, héréditaire et progressive.

» Il existe dans la croyance du peuple, quel qu'il soit d'ailleurs, un principe d'erreur absolue et impossible à déraciner ; ce principe consiste à croire religieusement que *le vin donne de la force et de la vigueur aux jeunes enfants !* C'est cette idée qui est la cause primordiale de tout le mal ; car, se basant sur sa teneur, la famille donne à boire à sa progéniture, dès l'âge le plus tendre, de l'alcool ou des produits similaires.

» Dans maints villages, dans maintes villes, à l'occasion d'un baptême, d'une fête, d'un repas quelconque, d'une réunion familiale, à l'occasion même de rien du tout, on enlève momentanément le biberon ou le sein de la bouche d'un enfant pour lui faire boire une cuillerée de vin pur ou sucré, voire même quelques gouttes d'eau-de-vie, et on trinque avec lui *à sa santé*.

» Et les parents proches ou éloignés, les amis, trouvent très drôles, très risibles, *très farces* les grimaces du pauvre petit être qui se convulsionne sous leurs yeux après cette criminelle absorption ! Aux quelques gouttes de vin ou d'eau-de-vie du début succèdent peu à peu les cuillerées à café, puis à soupe, de vin pur ; on arrive au morceau de sucre trempé dans l'eau-de-vie, à la sucée, à la resucée, à l'eau-de-vie pure ; en un rien de temps cette coutume devient régulière, de passagère qu'elle était, et l'habitude journalière est prise. Aux convulsions, aux cris des débuts, succède peu à peu un calme relatif ; l'enfant se laisse prendre à ce nouveau breuvage, et, au bout de quelques mois, souvent en moins de temps, l'enfant, au lieu de boire du lait, boit du vin ; à six mois, l'enfant mangera *comme tout le monde*, et les parents seront fiers de montrer leur *gamin d'un an qui mange et boit comme un homme !* Comme, soumis à un tel régime, l'enfant ne tardera pas à être souvent malade, chaque heure du jour sera une nouvelle occasion de libations forcées pour le pauvre innocent. Au moindre rhume, à la plus petite colique, à la plus légère indisposition, au plus simple refroidissement, on a recours au vin chaud, aux grogs au rhum, kirsch ou cognac, deux ou trois fois répétées ; d'abord prises par cuillerées à café, ces boissons seront bues par cuillerées à soupe, pour finalement être absorbées par demi-verrées et par verrées entières.

» Une mère de famille, une nourrice parfois même intelligente, criera : Au meurtre ! quand le médecin prescrira V ou X gouttes de laudanum sur un cataplasme destiné à combattre les coliques d'un enfant de trois ans ; et de sang-froid, elle fera absorber à ce même enfant, pour combattre ces

mêmes coliques, soit une bolée de vin
chaud, soit de l'eau-de-vie pure, soit le
plus souvent, le remède soi-disant spécifique en cette occurrence : *de l'absinthe
pure*.

» Et combien sont-ils nombreux et
fréquents ces cas où l'emploi de cette
eau-de-vie, que l'on devrait appeler
eau-de-mort, est préconisée comme
panacée précieuse, comme remède,
comme spécifique absolu contre telle
ou telle maladie, par les commères des
campagnes, des villages ? Ils sont
légions ?

» Que résulte-t-il de cela ?

» Ceci : l'enfant qui a bu *étant enfant*,
boira *étant homme*.

» Voici pourquoi :

» Dans certains milieux, on se donne
comme excuse et prétexte plausibles à
la boisson et on donne aux autres ces
mêmes excuse et prétexte, en invo-
quant le manque de pain, la gêne mo-
mentanée, la misère ; on veut soutenir
le corps affaibli et délabré par le jeûne,
par l'excès de travail ou de privation,
au moyen d'une ingestion de vin fre-
laté ou d'alcool quelconque, aux lieu et
place d'une nourriture grossière, mais
réconfortante et non nuisible ; si parfois la misère est une mauvaise con-
seillère, combien, par contre, est-il
faux et stupide de croire que deux ou
trois sous de goutte remplaceront deux
ou trois sous de pain ? Quand le misé-
reux ne possède que deux sous, il vaut

mieux, pour lui, acheter du pain, même grossier, que deux sous d'eau-de-vie. La misère n'est pas et ne doit pas être une excuse pour le buveur ; c'est la boisson qui conduit à la misère et non la misère qui doit conduire à la boisson : que l'homme tombé dans le malheur sache bien que, pour son enfant, un verre de lait ou un verre de bouillon, qu'un morceau de pain, tant grossier soit-il, vaudrait mille fois mieux que les plus fines eaux-de-vie ou les meilleurs vins — et à plus forte raison que cette simple alimentation sera moins nuisible que le trois-six ou le vitriol coloré en bleu ou en vert, qu'il lui donnera en échange du mince morceau de pain quotidien. Dans ces cas, on ne donne la misère que comme prétexte à la boisson ; on boit parce que l'on veut boire : on trouve toujours de l'argent pour le marchand de vin et on arrive à faire boire l'enfant ou l'adolescent pour excuser la boisson que l'on prend soi-même.

» Dans d'autres milieux aisés ou riches, dans lesquels l'ivrognerie existe souvent, mais alors cachée soigneusement et n'ayant plus là l'excuse mensongère de la misère, le mal est aussi grand et aussi terrible pour l'enfant. L'hérédité alcoolique s'y étale également, mais elle y fait moins de ravages par suite du bien-être relatif où se trouve l'enfance ; la misère physiologique n'est pas là pour prendre au

berceau sa victime, mais les conséquences inéluctables d'une hérédité
alcoolique et accidentée, tiennent toujours l'enfant sous sa domination. On
boit et on fait boire l'enfant pour forti-
fier sa constitution frêle et délicate ; les
vins toniques généreux, ou soi-disant
tels, lui sont servis régulièrement à
chaque repas, pour réveiller en lui ses
forces vitales chancelantes ; les élixirs,
à base d'alcool presque absolu, les
spiritueux, les liqueurs de table lui
sont présentés et paternellement donnés pour exciter une évolution lente de
débile et d'anémié ; et, chaque jour, on
précipitera de plus haut dans l'abîme
de l'alcoolisme celui que l'on veut sauver. Et, d'un côté comme de l'autre,
par misère ou par richesse, on tue la
vitalité que pourrait encore posséder
l'enfance ; d'un débile héréditaire on en
fait un névropathe, un malade, un
déséquilibré, un futur inconscient, un
alcoolique. C'est d'après ces préjugés
néfastes, d'après ces idées fausses,
malsaines et préconçues que non seulement l'alcool envahit les berceaux,
mais que, une fois lancés sur cette voie,
les parents ne s'arrêteront que lorsque
le lit de l'enfant sera devenu son cer-
cueil.

» Comme suite de ces crimes commis
contre l'enfance découle forcément
cette dépopulation toujours progressive que déplorent les grands moralistes modernes. Pour obvier à ce cata-

clysme, que fait-on ? Quelle barrière oppose-t-on à cette dévastation continuelle ? On crée des hôpitaux et des asiles spéciaux pour les alcooliques ; c'est parfait. Mais, pour sauver l'enfance menacée, pour prévenir les flots toujours envahissants de la débilité native, que fait-on, que fera-t-on ?

» On crie, et on criera bien haut contre les débordements de la société moderne ; les moralistes s'alarmeront d'un tel état social ; les pouvoirs publics, obligés de construire chaque jour des asiles ou des prisons nouvelles pour les enfants idiots, crétins, voleurs et assassins, par suite d'évolution alcoolique, accuseront de dégénérescence la race et l'espèce actuelles ; mais nul, parmi ces moralistes, ces prêcheurs, ces philosophes, ces gouvernants, ne voudra s'avouer, en son for intérieur, que cet état de choses, que ce délabrement humain est dû à l'alcoolisme de l'enfance, et que l'alcool est le seul et unique facteur de ces désordres intellectuels, moraux et sociaux.

» Que l'on *supprime l'alcool*, quel qu'il soit, sous n'importe quelle forme puisse-t-il se présenter, et on ne rencontrera plus de fous, de voleurs et d'assassins parmi les enfants de quinze ans. »

29 novembre, 6 et 13 décembre.

XIV

Le jubilé du D^r Th. Roussel

Dernièrement, je consacrais un long article au cinquantenaire de l'anesthésie et je félicitais le corps médical d'avoir eu la bonne idée de le célébrer. Aujourd'hui, pour être juste, je me trouve encore dans l'obligation de couvrir de fleurs ma corporation qui se prépare à rendre publiquement justice à un véritable philanthrope, M. Théophile Roussel.

Ce nom qui, dans la science, est attaché à une étude des plus complètes sur la *pellagre* et aux premiers travaux sur le *phosphorisme*, était peu connu du vulgaire avant l'année 1874, mais est devenu depuis très populaire, et se trouve certainement gravé dans le cœur de toutes les mères qui n'ont pu ou qui ne peuvent allaiter elles-mêmes leurs enfants et sont forcées de les confier à des nourrices mercenaires.

Évoquer la noble physionomie de l'excellent Th. Roussel, c'est étaler à tous les yeux l'abandon dans lequel étaient laissés jadis les nourrissons et

la protection dont ils jouissent maintenant, grâce à la loi du 23 décembre
1874, qui porte fort justement son nom.

N'était-il donc pas naturel alors, que
des médecins, plus à même que d'autres de juger les œuvres humanitaires,
organisassent un comité pour célébrer
le jubilé de Th. Roussel, qui est entré
dans sa quatre-vingt-unième année ?

Grâce à l'initiative prise par MM. Mo-
nod, directeur de l'assistance publique ;
Brouardel, doyen de la Faculté de médecine de Paris ; Napias, président du
conseil des inspecteurs généraux de
l'assistance publique ; Gouraud, médecin honoraire des hôpitaux, président
de la Société protectrice de l'enfance,
etc., etc., l'auteur de la loi si précieuse
de 1874 recevra l'hommage public de la
reconnaissance du monde médical.

Le 20 décembre, à une heure de
l'après-midi, ce jubilé aura lieu dans
le grand amphithéâtre de la Sorbonne,
sous la présidence de M. le Ministre de
l'intérieur.

Au cours de la cérémonie, un buste
du vénéré philanthrope sera inauguré.
L'exécution de ce buste a été confiée à
M. Puech.

Pour subvenir aux frais de ce buste
et aux autres dépenses du jubilé, le comité a fait appel aux médecins inspecteurs des enfants du premier âge qui,
tous, sont non seulement les collabo-
rateurs de M. Th. Roussel, mais les
coopérateurs les plus efficaces de sa loi.

Inutile d'affirmer que cet appel sera
entendu et que chacun prendra à cœur
d'aller saluer l'homme de bien, qui
peut, dès maintenant, être classé parmi
les bienfaiteurs de l'humanité. Il est
bien certain aussi que la Sorbonne serait trop petite pour contenir tous ceux
qui lui doivent de la reconnaissance, et
que, d'un bout à l'autre de la France,
tous les cœurs généreux battront à
l'unisson en son honneur.

Quoique je sois persuadé de la popu-
larité de la loi du 23 décembre 1874,
je veux néanmoins en dire quelques
mots afin d'en faire surtout ressortir
les précieux avantages.

On peut la résumer dans son article
premier ainsi conçu : « Tout enfant âgé
de moins de deux ans, qui est placé,
moyennant salaire, en nourrice, en
sevrage ou en garde, hors du domicile
de ses parents, devient, par ce fait,
l'objet d'une surveillance de l'autorité
publique, ayant pour but de protéger sa
vie et sa santé. »

Si l'on fait un retour sur le passé et
qu'on se rappelle dans quel état d'a-
bandon étaient laissés les nourrissons
dans nos campagnes, on croit vraiment
rêver et avoir découvert un monde
meilleur. Autrefois, le Code pénal, avec
ses articles 319, 352, 346, etc., était le
seul épouvantail des nourrices ; aujour-
d'hui, elles ont une surveillance per-
manente, et bien que nous ne possé-
dions pas encore la perfection, la santé

de l'enfant est mieux assurée que jadis.

Je n'ai point encore oublié les premières années pendant lesquelles fut appliquée la nouvelle loi, et l'impression fâcheuse que j'éprouvais, chaque fois que je faisais ma tournée d'inspection. La saleté la plus abjecte s'étalait partout, l'opthalmie purulente des nouveau-nés, que je ne rencontre presque plus, était dans toute sa hideuse splendeur, et la nourrice exerçait son métier avec autant de rouerie et de rapacité qu'un vulgaire épicier. Je dus alors plus d'une fois sévir et invoquer l'autorité judiciaire pour sauvegarder la vie d'un enfant.

Depuis quelques années, je constate une réelle amélioration sur tous les points. Les bébés sont tenus plus proprement, les biberons sont mieux lavés, et, ce qui vaut mieux encore, les tubes en caoutchouc, qui paraissaient autrefois indispensables, ont à peu près disparu, dans ma circonscription du moins.

J'ai aussi remarqué que les prescriptions hygiéniques étaient plus scrupuleusement suivies, et, qu'avec de la patience, de l'insistance, on pouvait obtenir la stérilisation du lait. C'est là un progrès tout récent ; mais, je dois ajouter que sa constatation m'a fait le plus grand plaisir, et, dans mon rapport annuel de médecin inspecteur, je me ferai un devoir de le signaler.

Je voudrais pouvoir être aussi satisfait sur tous les points concernant l'application de la loi Roussel; malheureusement il n'en est pas ainsi et, depuis plus de dix ans, je ne cesse de protester contre la violation partielle de l'article 28 du règlement d'administration publique relatif à ladite loi. Cet article 28 porte que non seulement le maire devra renseigner sur l'état civil de la nourrice et de son enfant, mais encore sur ses moyens d'existence, sur sa conduite, sur la salubrité et la propreté de son habitation. Eh bien, je n'ai jamais reçu un seul certificat aussi complet, et j'ai eu souvent à m'indigner contre les femmes peu recommandables qui m'étaient adressées par les mairies. Ce n'est pas une fois, mais vingt, que j'ai constaté l'alcoolisme chez une nourrice au sein ou au biberon, que je l'ai rencontré chez son mari et que j'ai trouvé de pauvres petits êtres vagissant dans de véritables bouges.

Avec de tels vices, il ne faut pas s'étonner si l'éclampsie infantile, si l'athrepsie, si la dipthérie ou la bronchite font encore tant de victimes!

Tout enfant qui tette le lait d'une alcoolique est exposé à l'insomnie, aux convulsions.

Tout enfant qui est confié à une femme dont le mari s'enivre, mange fatalement des bouillies, des soupes (l'argent destiné à l'achat du lait servant à celui de l'alcool); il se trouve donc voué à la diarrhée, à l'athrepsie, au rachitisme.

Tout enfant qui vit dans un milieu froid, humide et sale, est une victime facile, soit pour les affections bronchiques, soit pour les maladies microbiennes.

Ceci bien établi, on doit comprendre combien l'article 28 a d'importance et pourquoi j'insiste si énergiquement pour sa stricte et sévère application.

Malgré ces quelques *desiderata*, tout le monde est d'accord maintenant sur la valeur de la loi de 1874, et on commence réellement à en ressentir les bienfaits. Espérons que ceux-ci deviendront de plus en plus évidents et auront surtout une heureuse influence sur l'augmentation de la population. Ce sera là, certainement, la plus grande gloire de M. le Dr Théophile Roussel dont nous célébrons le jubilé.

Senlis, 18 décembre 1896.

XV

Le petit Noël des électeurs
pontissaliens

Quand retentit le gai carillon de Noël, annonçant la fin prochaine de l'année, quand les éclats de joie des enfants, heureux des jouets et des bonbons dont on les comble, partout se font entendre, le travailleur se recueille, songe à la nouvelle étape qu'il vient de parcourir, et regarde au loin l'avenir qui se prépare.

Comme lui, je devrais, aujourd'hui, jeter un regard en arrière, résumer les travaux scientifiques de l'année, et donner le bilan de ce que les médecins ont fait pour l'humanité. Je devrais rappeler à mes lecteurs les découvertes dont la santé publique pourra bénéficier : la photographie de l'invisible, les sérums nouveaux, les mesures prises contre la tuberculose, etc., questions que j'ai, du reste, déjà traitées ; mais je crois mieux employer ma dernière chronique de l'année en la consacrant à un sujet qui est tout d'actualité.

Depuis dimanche dernier, tous les

journaux, sans distinction d'opinions, ont noirci des colonnes entières pour parler de l'élection de Pontarlier. Notre compatriote Grenier siègera-t-il à droite ou à gauche, portera-t-il une redingote ou le burnous de l'Islam, voilà le vaste champ de controverse sur lequel tous les politiciens du jour se sont exercés.

Je ne les suivrai pas dans cette voie, je veux rester sur le terrain purement professionnel.

Peu m'importe de savoir quelles sont les opinions politiques du D^r Ph. Grenier, quelles sont ses idées religieuses; il me suffit de reconnaître en lui un confrère digne de ce nom, et faisant honneur à notre profession.

Les électeurs de Pontarlier ont été des sages, et leurs suffrages sont venus à temps pour jeter à la face du journalisme de boudoir et de coulisses un fier démenti. Il s'était glissé, dans la foule des disciples d'Hippocrate, de faux frères, véritables brebis galeuses; on a maudit injustement tout le troupeau, et il y a huit jours à peine, le corps médical entier avait à se défendre des attaques exagérées et injustes d'une presse toujours prête à s'emballer sur toutes les pistes.

Aujourd'hui, c'est une consolation qui nous arrive et c'est un baume aux cœurs de tous les médecins que la manifestation pontissalienne. Car, il n'y a pas à s'y tromper, ce sont plutôt des

clients reconnaissants que des manifes-
tants politiques qui ont élu le docteur
Grenier. Celui-ci, depuis quatre ans
qu'il exerce la médecine, s'est toujours
montré à la hauteur de sa tâche, par le
savoir et par le dévouement, et au-des-
sus par la charité que sa position de
fortune lui permettait de pratiquer tous
les jours. Il est donc juste qu'un témoignage de gratitude lui soit donné, mais
le fait est si rare qu'il mérite bien d'être
signalé. Je souhaite surtout qu'il soit
retenu et qu'il serve d'encouragement à
tous les jeunes qui entrent pleins d'illu-
sions dans la carrière médicale. Ils ne
trouveront pas, après quelques années
d'exercice, un siège de député pour
récompenser leurs efforts, ils doivent
en être persuadés, mais, en revanche,
des vexations, des tracasseries et la
vie réduite à sa portion congrue. On est
donc bien en droit de se réjouir comme
médecin de ce qui arrive à un collègue
et de féliciter les braves gens qui ont
eu assez de cœur pour reconnaître les
services d'un praticien aussi brave
qu'eux-mêmes. Ils lui ont procuré, ce
qui est réellement peu de chose, un fau-
teuil au Palais-Bourbon, mais ils lui
ont surtout donné les moyens de se
rendre utile à ses semblables et, le cas
échéant, à ses confrères. Car ils sont
rares les représentants qui n'ont qu'un
but humanitaire, et comme je sais le
docteur Grenier de ceux-là, je m'en
réjouis pour les souffreteux et les

opprimés ; je lui crie donc : Courage et bravo à l'avance !

On me pardonnera d'avoir si peu fait de médecine ou d'hygiène dans ma dernière chronique de l'année, mais je devais bien un brin de compliments au fils d'un vieil ami de mon enfance militaire, le capitaine Hippolyte Grenier.

A vous, maintenant, mes chers lecteurs, je vous souhaiterai de mettre à profit les conseils que je vous ai donnés durant l'année : ce sera la santé pour vous assurée.

Senlis, 23 décembre 1896.

XVI

La lutte contre la tuberculose

Il y a quelque temps, je lisais un brillant article consacré au rire comme moyen thérapeutique, et j'en constatais toute la vérité. J'appréciais avec raison l'influence considérable que peut avoir le moral sur le physique, et j'estimais que la gaieté pouvait être un remède puissant contre la neurasthénie, la maladie la plus à la mode depuis quelques années. Mais les idées folâtres ne se trouvent ni dans les officines pharmaceutiques ni dans l'esprit de la majorité des médecins ; je le regrette vivement, car j'aurais fait tous mes efforts, dans cette première chronique de l'année, pour traiter un sujet gai et inculquer à mes lecteurs l'habitude, non pas de rire de tout, mais de prendre les maux comme ils viennent et de chercher à les oublier dans de saines et réconfortantes joyeusetés.

Malheureusement, j'ai le défaut d'être le médecin *tant-pis*, de voir les choses en noir, et pourtant, par extraordinaire, je me réjouis du vent humanitaire qui souffle actuellement sur notre pays.

J'ai dit quelque part dans ce journal que nos gouvernants s'occupaient souvent plus des bêtes que des gens, ce que je maintiens ; mais, pour être juste, je dois avouer aujourd'hui qu'il se produit un certain réveil de l'opinion en faveur de l'homme.

La question du jour, question dont je me suis déjà occupé ici, est celle de la tuberculose ; elle est en bonne voie, espérons qu'on ne s'arrêtera plus en chemin.

Il y a longtemps, déjà, que le cri d'alarme avait été jeté par les sociétés médicales, par l'Académie de médecine ; mais, seule, l'initiative privée allait de l'avant, fondait des hôpitaux spéciaux pour les tuberculeux et bâtissait des sanatoria.

Aujourd'hui, c'est le conseil municipal de Paris qui prend la tête du mouvement, en s'inscrivant pour six millions, et l'Assistance publique le suit en offrant pareille somme. Voilà donc la lutte engagée contre la tuberculose.

Il en était grand temps ; car cette terrible affection enlève chaque année à la France, 224.000 de ses fils, et tous les efforts pour sauvegarder la vie de l'enfance et lutter contre la dépopulation, se trouvent ainsi paralysés.

Déjà, sur les fonds prélevés sur les paris qui se font aux courses de chevaux, on a construit à Angicourt (Oise) un sanatorium, mais c'est là une tentative isolée, émanant de l'autorité. Il faut que cet essai, devancé, du reste, depuis longtemps par des sociétés particulières, donne le branle, et que nos assemblées départementales et communales s'intéressent à cette question vitale pour le pays.

Je sais bien que quelques novateurs s'en sont émus déjà ; mais les bonnes intentions ne suffisent pas, il faut de l'argent, le nerf de la guerre, aussi bien contre les casques pointus que contre les microbes crochus.

En trouver, n'est pas difficile. Ce que réalise la charité privée, les pouvoirs publics peuvent le faire et, pour une œuvre aussi juste, ils ne rencontreront aucune mauvaise volonté, aucune résistance.

Mais il faut que le mouvement s'étende, se généralise, il n'y a pas des phtisiques qu'à Paris ; on en trouve dans nos grandes cités industrielles, comme aussi dans les plus pauvres hameaux. Il faut agir promptement, employer tous les moyens préconisés, pour éviter l'effroyable contagion, et mettre tout en œuvre pour faciliter le traitement hygiénique des malheureux déjà contaminés.

Pour atteindre ce but, des sanatoria sont indispensables sur de nombreux points du territoire.

Nous pensons que cette nécessité sera comprise et que, dans quelques années, nous n'aurons plus à faire campagne pour une œuvre d'une utilité si patriotique.

Peut-être encore aurons-nous à enregistrer la découverte d'un véritable vaccin antituberculeux, alors notre rêve sera réalisé.

C'est ce que nous souhaitons du fond du cœur, pour l'humanité d'abord et pour la plus grande gloire de l'école de Pasteur, notre immortel compatriote.

3 janvier 1897.

XVII

La galette des rois

On croirait volontiers, à constater la
série des fêtes qui s'enchaînent depuis
le commencement de décembre jusqu'au *jour des rois*, comme on l'appelle
encore même en République, que, par
une convention toute tacite, les hommes
veulent s'étourdir en finissant l'année,
et oublier ainsi leurs malheurs passés,
sans se soucier des déboires futurs.

Nous avons assisté cette semaine aux
réunions intimes, nous avons vu tirer
le *gâteau des rois*, et la gaieté familiale
nous a réjoui le cœur.

Comme les camarades, nous avons
savouré notre tranche de galette, et,
avec les enfants, aux éclats de voix si
bruyants, acclamant le monarque d'un
instant, nous avons ri à bouche franche
et à ventre bondissant.

La galette, c'est bien lourd pour l'estomac, nous disions-nous, surtout après
un bon repas; mais enfin une fois n'est
pas coutume, et, avec un petit vin léger,
la digestion se fera quand même.

Une préoccupation hantait pourtant

notre esprit, celle de savoir si personne, dans notre société, n'allait avaler un des attributs de la royauté.

La chose a en effet de l'importance, et c'est ici que le médecin hygiéniste entre dans son domaine.

Au temps de nos grand'mères, la pâtisserie se confectionnait à la maison, et on mettait tout en œuvre pour satisfaire le goût des invités.

La farine provenait du froment le plus pur ; elle avait la blancheur du lis et ne pouvait se marier qu'à un beurre immaculé. Celui-ci était battu pour la circonstance. On le voulait non seulement beau et blanc, mais exquis.

La maîtresse de maison, les manches retroussées, savonnait minutieusement ses bras et pétrissait ensuite la galette traditionnelle. Elle rêvait, en travaillant, à la soirée pleine de gaieté pendant laquelle son œuvre culinaire allait être dégustée, peut-être aussi aux compliments qu'elle recevrait, et elle glissait, sans être vue, dans la pâte prête à être mise au four, une fève et un vulgaire haricot.

Le soir même, tout se faisait comme on l'avait prédit. Le gâteau des rois était mangé, facilement digéré et la fève et le haricot conservés ou parfois avalés, selon le goût particulier des convives pour les acclamations bachiques.

Aujourd'hui, les choses ne se passent pas ainsi.

Comme autrefois, *on tire les rois*, mais ce n'est pas de la même façon.

On a conservé simplement l'habitude, mais c'est le confiseur qui vend la galette ou c'est le boulanger qui en gratifie son client. Dans ce cas, je ne veux pas douter de ses bonnes intentions, mais il est certain qu'il s'impose un sacrifice qu'il est en droit d'alléger. Pour arriver au but, il économisera sur le beurre et c'est alors le triomphe de la margarine ou autres produits similaires.

Sortant du four, le gâteau paraîtra irréprochable, mais il ne tardera pas à produire dans les organes digestifs des troubles qui, du reste, sont assez fréquents avec les pâtes surchargées de graisse.

Si je n'insiste pas sur ce point, c'est que je veux attirer l'attention sur les petits bibelots que j'appelais plus haut les attributs royaux, et qui, eux, peuvent être dangereux.

Jadis, une fève et un haricot suffisaient à la cérémonie.

Aujourd'hui, on incorpore à la pâte de mignons petits bébés en porcelaine qui seraient plus de circonstance le jour d'un mariage, pour porter chance aux époux, et aussi de petites plaques d'ivoire représentant le roi de pique, de carreau ou autre.

L'innovation est certainement de bon goût, mais elle semble faite exprès pour les dentistes. Il n'est certainement pas de soirée à cette époque où quelque gourmand ne se casse une dent sur un bébé en porcelaine ou sur une minuscule carte en ivoire.

Mais, ceci n'est rien.

Supposons que, par mégarde, un de ces menus objets soit avalé, que va-t-il en résulter ?

On ne sait que trop déjà combien d'accidents surviennent au moment du jour de l'an par suite de l'ingestion gloutonne de dragées, de pépins d'orange, etc., etc., et on ne compte plus les cas de perforation intestinale d'appendicite et de péritonite survenus dans ces circonstances ; il est donc bien naturel d'attirer l'attention du public sur ce point spécial.

Il en rira certainement, ce public gouailleur, et il n'en continuera pas moins ces bombances ; mais il était de mon devoir, dans ma chronique de cette semaine, de signaler ces dangers gastronomiques et de conseiller aux pâtissiers de ne pas enterrer dans leurs gâteaux de si durs représentants de la royauté.

C'est le moment de revenir aux vieux errements culinaires, et le haricot perfide, mais inoffensif, est certainement l'emblème le mieux choisi, au temps où nous vivons, pour symboliser le dernier soupir de la royauté. *Honni soit qui mal y pense!*

6 janvier 1897.

XVIII

Le redressement des bossus

Jadis le *fou du roi* était bossu; la gibbosité était presque obligatoire pour distraire Son Altesse; mais il faut avouer que le malheureux sujet difforme s'y prêtait à merveille et savait tirer profit de l'intimité dans laquelle il était tenu à la cour.

Aujourd'hui, les bossus n'ont plus la ressource de vivre dans un milieu princier. Ils font, dans leur enfance, la désolation de leurs parents, la joie des amateurs de quolibets et leur vie s'écoule, péniblement, en proie à l'emphysème, à l'asthme, conséquences de l'étroitesse de leur poitrine.

Les choses en étaient là, du moins, il y a quelques jours encore, lorsque, inopinément, le docteur Calot, de Berck, fit espérer la rectitude pour les tordus de l'humanité.

C'était là une si grosse nouvelle que je n'ai pas voulu l'accueillir sans contrôle, et que j'ai tenu à m'entourer de tous les renseignements avant d'en parler.

C'est maintenant un fait accompli.

Grâce aux travaux du médecin de l'hôpital de Berck et à son habileté chirurgicale, il n'y aura bientôt plus de bossus.

Tout à l'heure, quand j'exposerai la méthode qu'il suit, méthode qu'il est prêt à enseigner à tous les praticiens, la chose paraîtra bien simple, et cependant il y a longtemps que nous cherchons tous le moyen qui est enfin découvert.

Les différentes incurvations de la colonne vertébrale se produisent presque toujours chez les enfants tuberculeux ou rachitiques. Une des vertèbres se carie sous l'influence de l'affection générale ; elle se ramollit, n'a plus la solidité nécessaire pour soutenir le poids de la partie supérieure du corps, elle s'effondre et le rachis, s'incurvant fatalement, la bosse apparaît alors.

Jusqu'à ce jour, on a lutté contre la diathèse tuberculeuse en améliorant la santé générale par le séjour à la mer ; et les orthopédistes ont, sans résultat notable, inventé un immense arsenal de cuirasses, de plastrons, de barres articulées, de lits plats et durs, tous moyens destinés à obtenir la rectitude de la colonne vertébrale. A celle-ci, on n'avait jamais osé toucher directement, la moelle épinière qu'elle contient étant jusqu'ici considérée comme intangible. Maintenant, les craintes sont dissipées, et voici de quelle façon hardie le docteur Calot procède : je lui laisse la parole :

« Cette opération, dit l'éminent chirurgien, se fait sous le chloroforme. L'enfant est retourné sur le ventre, deux aides à la tête et aux pieds tirent en allongeant l'enfant ; deux autres le maintiennent sous la région ombilicale et sous le sternum. Moi, j'applique avec les mains une pression extrêmement vigoureuse sur la gibbosité, procédant avec méthode, jusqu'à ce que les vertèbres déplacées soient rentrées au niveau ou même au-dessous des vertèbres voisines. L'on perçoit sous la main et l'on entend même quelquefois des craquements osseux qui témoignent des désengrènements des deux segments rachidiens et du glissement des vertèbres les unes sur les autres. Il faut, pour obtenir la correction complète, de une à deux minutes.

» Je n'ai jamais observé d'accidents sur plus de trente cas. Bien au contraire, l'on est surpris de la facilité relative avec laquelle la correction s'obtient.

» La difficulté consistait à maintenir dans sa position normale l'épine dorsale dessoudée. Tout faux mouvement pouvait occasionner une rupture de la moelle et entraîner la mort immédiate. Mais auparavant de tenter cette opération, j'avais imaginé un appareil ; et c'est dans cet appareil que j'enseignerai à faire à tous les médecins, que se trouve le secret du succès.

» J'applique sur la gibbosité un bandage plâtré circulaire par des-us une couche de ouate, mais en mettant à la place de la gibbosité des tampons de ouate entrecroisés qui me permettent de serrer mes bandes ouatées avec force, sans avoir à redouter pour l'enfant une gêne dans les fonctions des viscères thoraciques abdominaux. Dix à quinze minutes suffisent pour la construction de l'appareil. A la quinzième minute, le plâtre est solide. L'enfant peut se réveiller, l'opération est terminée. Elle a duré un quart d'heure ou vingt minutes.

» Cet appareil plâtré restera en place trois ou quatre mois. Lorsqu'on l'enlève, le dos est plat. On le remplace par un autre semblable qui a la même durée. Après le deuxième ou le troisième appareil, l'enfant est autorisé à marcher avec un corset. Il entre dans la période de convalescence. La correction absolue de sa difformité a demandé dix mois. »

Je trouve cette découverte tellement belle et les résultats si merveilleux que je ne pousserai pas la soif de la nouveauté jusqu'à demander si des bosses anciennes peuvent être supprimées de la même façon.

Interviewé sur ce point, le docteur Calot dit pouvoir y arriver, mais il faut pour cela une opération chirurgicale assez minutieuse, dont la description n'est point du ressort de la presse politique.

Contentons-nous donc de ce qui a été obtenu et réjouissons-nous avec tous les parents qui ont le malheur d'avoir des enfants atteints du mal de Pott et par suite de malformations vertébrales.

Il y a peu de jours, ces petits malheureux étaient voués aux supplices des innombrables appareils, à l'immobilité pendant des années et à la risée publique pour le reste de leur vie; aujourd'hui, ils pourront être soldats comme les plus valides, sans jamais dépasser l'alignement.

Et il n'y a pas à ergoter sur la réalité de la découverte qui enthousiasme, en ce moment, le monde savant et le monde profane : les résultats sont palpables, vivants. Je les ai vus défiler devant l'académie ces enfants guéris par le docteur Calot, et je suis encore sous le coup de la stupéfaction et de l'admiration que m'a causées la communication de mon illustre confrère.

Il est certain que ce dernier était bien placé à Berck-sur-Mer pour réussir, ayant sans cesse autour de lui une foule de sujets à traiter. Car c'est Berck qui est le grand sanatorium du centre, du nord et de Paris pour les tuberculeux et les rachitiques. Ces malades trouvent sur cette plage, non seulement les bienfaits de l'eau salée, mais les effluves fortifiantes d'un air pur et perpétuellement renouvelé.

Et, puisque je suis sur ce terrain, pourquoi ne pas dire quelques mots

des avantages que notre région peut
offrir aux malades analogues à ceux de
Berck. N'avons-nous pas, outre Salins,
Lons-le-Saunier, ici même, à la Mouil-
lère, des eaux chlorurées sodiques de
premier ordre. Ce que les médecins
peuvent faire ailleurs, nous pouvons
l'obtenir à Besançon, puisque le milieu
est propice et que notre hôpital Saint-
Jacques compte des chirurgiens habiles
et expérimentés. La récente découverte
du docteur Calot se généralisera certainement, et nous pourrons, sinon
redresser tous les vieux vignerons au
dos courbé par la hotte ou la *bouille,*
tout au moins éviter pour l'avenir, à
quelques infortunés enfants une gibbosité qui leur serait une cause de ridicule
aux yeux d'une société trop souvent
sans pitié.

Et, comme le disait l'autre jour un
de mes confrères, si les mères sont
vigilantes et si tous les médecins
savent leur devoir, en le monde civi-
lisé, il n'y aura plus, grâce au docteur
Calot, de bossus le siècle prochain.
L'homme a encore une fois vaincu la
nature. M. Brunetière trouve-t-il toujours que la science fait faillite ?

17 janvier 1897.

XIX

La peste

Depuis quelques mois, l'état sanitaire
de l'Europe était satisfaisant, et partout
on applaudissait aux progrès de l'hygiène qui assuraient une telle sécurité,
quand, soudain, partit de l'Orient un
terrible cri d'alarme : la peste !

En effet, ce n'était pas une fausse ru-
meur émanant de l'affolement des mu-
sulmans et des Indiens, l'épidémie
existait bien.

Elle continue, du reste, à l'heure actuelle, à sévir dans la ville de Bombay,
où elle fait des ravages considérables.
Le dernier bulletin sanitaire accuse, en
effet, 1.800 décès dans la semaine, et le
fléau ne paraît pas devoir s'éteindre de
sitôt.

D'après une correspondance particulière, adressée à l'un de nos grands
journaux français, la ville de Bombay
présente, au moins dans ses quartiers
populeux, un aspect lugubre. On y res-
pire un air infesté d'émanations chlo-
rées, phéniquées, cadavériques, et on
rencontre à chaque pas des convois

funèbres. Les uns s'en vont à la *Tour du Silence*, où les cadavres des pestiférés sont exposés pour devenir la proie des vautours; les autres au champ où se dressent des bûchers destinés selon les prescriptions religieuses, à l'incinération des morts. Sous ce ciel, si pur d'habitude, et maintenant obscurci par ces lugubres fumées, on n'entend que les cris monotones des prêtres et le bruit agaçant de leurs tamtams et de leurs cymbales.

Les hôpitaux en plein air, improvisés sous de vastes hangars, regorgent de malades.

Les uns sont soignés, et c'est le plus grand nombre, par des médecins indous, et meurent lentement, mais sûrement; les autres par des Européens qui usent du sérum antipesteux et obtiennent des succès dans un tiers des cas, ce qui est un excellent présage. Malheureusement, la mortalité est considérable, et la frayeur étreint tellement les habitants qu'ils ne songent qu'à quitter la contrée aussi rapidement que possible. Aussi, la gare de Bombay est-elle continuellement pleine de gens de toutes les conditions, mais surtout inférieures, qui assiègent les trains et installent en plein vent leurs campements dangereux, en attendant le vagon qui les emportera bien loin du mal.

Le spectacle auquel on assiste là n'est pas nouveau, l'Europe en a été témoin aux VIe, XIVe et XVIIIe siècles, et les descriptions des vieux auteurs trouvent ici leur place.

Paris, lui-même, ne fut pas épargné. La *Chronique de Saint-Denis* nous apprend que : « En l'an de grâce 1348 commença la devant dicte mortalité au royaume de France et dura environ un an et demi, en telle manière qu'à Paris mouroit bien, jour par aultre, 800 personnes... En l'espace du dict an et demi, le nombre des trépassés à Paris monta à plus de 50.000, et à la ville de Saint-Denis, le nombre s'éleva à 16.000. »

Les symptômes et l'histoire de cette épidémie ont été décrits par Gui de Chauliac : « La mortalité, dit le célèbre médecin, fut de deux sortes : la première dura deux mois avec fièvre continue et crachement de sang, et on en mouroit dans trois jours ; la seconde fust, tout le reste du temps, aussi avec fièvre continue et apostème et carboncles ès parties externes et principalement aux aisselles et aînes, et on en mouroit en cinq jours... Car tous les malades mouroient, excepté quelque peu qui en échappèrent avec les bubons meurs... »

Non seulement la mortalité signalée par les anciens est restée la même, mais les symptômes de cette maladie, assez bien étudiée aujourd'hui, n'ont pas varié, et, du reste, on a eu si souvent occasion de l'observer depuis les grandes épidémies qui ont fait en Europe 77 millions de victimes, que sa description est devenue vulgaire.

C'est, en effet, une maladie qui est apparue il y a treize siècles et qui n'est pas encore éteinte.

Nous la voyons éclater successivement en Cyrénaïque, en Assyr, en Mésopotamie pendant les années 1874, 75, 76, 77 et là elle succède à des périodes de disette, de misère profonde et paraît être la conséquence de l'hygiène déplorable des habitants de ces contrées.

Ces constatations ont été faites par le savant docteur Proust qui, à ce propos, émet, dans son traité d'hygiène, l'opinion du développement d'un foyer spontané. Je n'oserais être aussi affirmatif et mon rôle n'étant pas d'ouvrir une controverse scientifique, je continue ma chronique en rappelant que, si l'Orient est la source de la peste, l'Europe a été visitée par elle il n'y a pas encore si longtemps. Sans parler des épidémies de Marseille en 1720, de Malte en 1813, de Noïa 1815, des Baléares 1819, j'évoquerai le souvenir récent de son apparition sur la rive droite du Volga, le 19 octobre 1878. Là, elle venait de la Mésopotamie après avoir franchi la mer Caspienne, et, grâce aux mesures prises, elle ne dura que jusqu'en janvier, ne faisant que peu de victimes.

J'ai cru bon de mettre en lumière ce fait qui prouvera que, déjà il y a vingt ans, nous étions mieux armés pour la résistance, et qui calmera ainsi les frayeurs exagérées du public.

J'ajouterai, pour le tranquilliser davantage, que, si réellement, d'un moment à l'autre, la peste peut nous être importée du Levant, nous avons pour l'en empêcher des règlements sanitaires rigides, reconnus par toutes les puissances en 1894, hormis par l'Angleterre. Il suffit de les appliquer rigoureusement et de les imposer à l'égoïste Albion. Ce serait malheureux si l'Europe entière ne pouvait, dans l'intérêt général, avoir raison de cette nation qui a toujours eu une livre sterling à la place du cœur !

Mais passons. Je suppose que la maladie vienne à se déclarer dans une de nos villes maritimes ou autres ; allons-nous tout abandonner et évoquer dans notre peur les sombres tableaux de l'antique Florence pestiférée ou de Bombay actuellement sous le coup du fléau ! Il suffit de réfléchir un instant pour s'apercevoir que les conditions de la vie ne sont plus les mêmes. Aujourd'hui, nos cités sont percées de vastes rues propres et assainies ; les habitants commencent à s'habituer à une hygiène bien comprise et la science, avec ses multiples moyens, veille à la préservation de la société contre les microbes.

Ceux-ci déjà sont en partie domestiqués et l'infiniment petit, qui constitue la peste tant redoutée, a été vaincu par la sérothérapie. On sait, en effet, qu'un élève de Pasteur, le docteur Yersin, a trouvé le sérum antipesteux et qu'il en prépare actuellement dans les pays d'Extrême-Orient, où il applique et peut perfectionner aussi sa méthode. J'ai déjà dit que celle-ci avait donné des résultats heureux dans l'épidémie actuelle, et je me fais un devoir d'ajouter que, sur des milliers de pestiférés que renferme Bombay, c'est à peine si on compte six à huit européens contaminés.

Il faut donc rassurer l'opinion publique en la persuadant bien que nous possédons tous les moyens de défense contre la peste ; mais avant cela il faut empêcher celle-ci de nous envahir.

Le moyen le plus sûr, le plus efficace pour y arriver, est l'application des règlements sanitaires internationaux.

Nous comptons sur l'énergie du gouvernement pour les imposer à la récalcitrante Angleterre. Il y va du maintien de la santé européenne.

20 janvier 1897.

Cette chronique était composée déjà lors de la récente séance de l'Académie de médecine, où la peste vint en discussion. Les appréciations, développées par les professeurs Proust et Roux devant la docte assemblée, confirment les idées émises plus haut.

TABLE

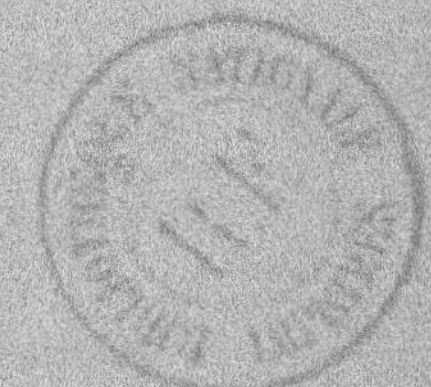

A LA MÊME SOCIÉTÉ D'ÉDITIONS

GAUTIER (A.), membre de l'Institut, professeur à la Faculté de médecine de Paris. — **Les Toxines microbiennes et animales.** In-8° de 640 pages, avec figures. .... 16 fr.

BERTILLON (Dr Jacques). — **Cours élémentaire de statistique administrative.** In-8° de 600 pages. .... 10 fr.

BIANCHON (Dr H.). — **Les Causeries du docteur Bianchon.** — Préface d'Henri LAVEDAN. Un volume in-12 de 380 pages. 4 fr.
Ce nouvel ouvrage de l'auteur de *Grands Médecins d'aujourd'hui* est par excellence le livre de récréation et de repos des médecins. Le grand public y trouvera aussi de quoi s'instruire en s'amusant.

CLADO, chef des travaux de gynécologie, à l'Hôtel-Dieu. — **Traité des tumeurs de la vessie,** avec une préface du Dr S. DUPLAY. 1 vol. in-8° de 750 pages, avec 128 figures et 18 tableaux. 16 fr.

CROCQ fils (Dr), lauréat de l'Académie de Belgique, de la Société médicale des hôpitaux de Paris, de l'Enseignement supérieur. — **L'Hypnotisme scientifique.** — Rapport à M. le Ministre de l'intérieur et de l'instruction publique. — Introduction de M. le professeur PITRES, doyen de la Faculté de médecine de Bordeaux. Grand in-8° de 700 pages, avec 68 figures en phototypie hors texte. .... 10 fr.

DUPOUY (Dr Edmond), ancien interne de Charenton et des asiles d'aliénés. — **La Prostitution dans l'antiquité,** dans ses rapports avec les maladies vénériennes, étude d'hygiène sociale. 1 vol. in-8° de 250 pages, avec figures, 3° édition. ...... 4 fr.

FOURNIER (Dr H.). — **Hygiène générale du cuir chevelu.** XXI° volume de la Petite Encyclopédie médicale. In-18 jésus de 100 pages, cartonné. .... 3 fr.

GÉLINEAU (Dr E.). — **Des peurs maladives ou phobies.** In-8° de 204 pages. .... 3 fr. 50

MONIN (Dr E.), chevalier de la Légion d'honneur, officier de l'instruction publique. — **Formulaire de médecine pratique.** Préface du professeur PETER. In-12 de 650 pages. ..... 5 fr.
Ce travail doit son succès sans précédent à la précision et à la méthode hors de pair qui caractérisent l'ouvrage, livre de chevet pour le praticien et *indispensable aux Familles.*

MOREAU DE TOURS (Dr). — **Les Excentriques ou Déséquilibrés du cerveau.** XX° volume de la Petite Encyclopédie médicale, collection in-18 raisin, cartonnée à l'anglaise. 3 fr.

SELLE (Dr A.-E.). — **Le Guide maternel ou l'Hygiène de la mère et de l'enfant.** In-18 de 200 pages, avec figures. 4 fr.

M. D. LLOYD TUCKEY. — **Thérapeutique psychique,** traduit de l'anglais par le Dr DAVID, de Sigean (Aude), membre fondateur de la Société d'hypnologie. .... 3 fr. 50

TOULOUSE (Dr E.), chef de clinique des maladies mentales à la Faculté de médecine de Paris, médecin de l'asile Sainte-Anne. — **Les Causes de la folie** *(Prophylaxie et Assistance).* 1 vol. in-8° de 142 pages. .... 3 fr. 50

Besançon, Impr. Millot frères et Cⁱᵉ

www.ingramcontent.com/pod-product-compliance
Ingram Content Group UK Ltd.
Pitfield, Milton Keynes, MK11 3LW, UK
UKHW021627170726
13836UKWH00005B/2090